元自衛隊
メンタル教官が教える

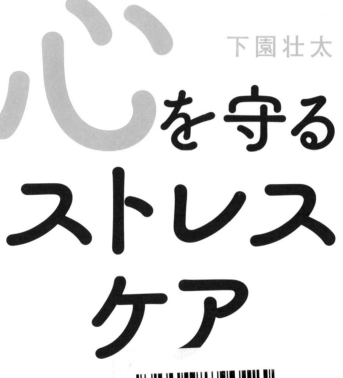

下園壮太

心を守る
ストレス
ケア

JN039496

1 ストレスを正しく知ろう 11

4 正しい ストレスケアをしよう ……… 117

5 ストレスケアの ケーススタディー ……… 163

7 ストレスに惑わされない生き方 … 235

はじめに

　私は、自衛隊初の「メンタル教官」として多くの隊員の心の悩みにかかわってきました。

　ご存知のように、自衛官は防衛出動や災害派遣など、心理的にも肉体的にもハードな環境で勤務することが想定されています。そんな現場で継続的に力を発揮するために、自衛隊は、組織としてメンタルケアを重要視し、私のような心理専門の人材を配置したのです。

　ただ、平時の自衛官の悩みは、一般の方の悩みと基本的には変わりません。それでも、仕事に行きたくない、なんだかやる気が出ない……など比較的症状の軽いものから、眠れない、うつ病になった、同僚の死などショックな出来事に遭遇した……などといった重い症状や悲しい出来事まで、数多くのケースを見てきました。

　一般的に、医療の活用を前提とした場合は、メンタルヘルス、メンタルケアという用語が使われ、日常のストレスへの対応というレベルでは、ストレスケアという言葉が使われるようです。私の場合、メンタルケア〜ストレスケアすべての環境で活動してきました。その中でも本書ではストレスケア、つまり、まだ日常生活が送れる方の心の悩みをテーマにしたいと思います。

　心の悩みは症状が重い場合はもちろん、軽くても、放っておいていいわけではありません。仕事のパフォーマンスが低下したり、人間関係が悪化したりするからです。
　さらに、ちょっとしたことが引き金となって一気にストレス状態が悪化してしまうこともあります。

　多くの隊員にストレスケアの指導をするうち、気がついたことがあります。それは、隊員ひとりひとりに合わせたケアがとても重要であるということです。

　ストレスケアについては、これまで医学があまりかかわってこなかった分野です。というのも、そもそも医療は重症になった方へのケアを中心に発展してきたからです。
　たとえば、妄想へはこの薬、この対処。強い不安で眠れない場合はこの薬、この対応。
　医療では、このようなある程度パターン化された対応をするために、診断がなされ、治療マニュアルなどが整備されてきました。

　ところが、ストレスを抱えつつ、まだなんとか活動している状態の隊員をよく観察すると、ストレスの原因や悪化の要因が、じつにさまざまでかつ複雑なのです。

　たとえば、「仕事が嫌で眠れない」という悩みでも、その人の感じ方や考え方、精神的疲労度、周囲の人の対応、置かれている環境、本人のストレスへの対処法など、さまざまな要素が相互にかかわって、悩みを構成しているのです。
　ひとつの対処が単純に状態改善につながらない。つまり診断や「万能の薬」があまり効果を発揮しないのが、ストレスケアの難しいところなのです。

　30年そのような現場で、ひとりひとりに寄り添い、試行錯誤していくうちに、私は、ストレスケアの指導のコツのようなものを身につけてきたと自負しています。

　今やストレスは、国民全体の社会問題になっています。
　すべての人がそれぞれにメンタルケアを行う必要があるのではないか——そう考えた私は、退職後、今まで自衛官に指導し

てきたノウハウを、一般の方にも伝えたいと思うようになりました。

まずは、ストレスケアをできるだけわかりやすく表現する入門書を書きたい、そう思って手掛けたのが本書です。本書が、ご自分に適したストレスケアを見つけるきっかけになれば幸いです。

「しくみ」を知ればストレスはケアできる

ストレスを必要以上に生み出さず、上手にコントロールする――それがストレスケアです。

受けたストレスを糧にして成長につなげることもできるので、「心の回復力（レジリエンス）」であるともいえます。

心の回復でもっとも大切なことは「休むこと」です。そして、効率よく心の回復を行うために、ストレスが生じる「しくみ」について知ることです。

もちろん、「しくみ」を理解したからといって、ストレスがきれいさっぱりとなくなるわけではありません。しかし、「しくみ」を知ることで、自分に合ったストレスケアの方法が自然とわかってくるのです。つまり、「ストレスのしくみを知り」「心と体を休めること」こそが、傷ついたあなたの心を回復させる最大の方法なのです。

本書では、このストレスケアの複雑な「しくみ」、そして心を回復させる「休み方」について、わかりやすく説明しています。ストレスの基本中の基本から、専門的なことまで、心にスッと沁み入るように理解していただけると思います。

また、各章には、私のクライアントとなるキャラクターが登場します。さまざまなストレスの悩みを抱えたキャラクターたちといっしょに、あなたのストレスがスッキリ解決できることを願っています。

下園壮太

1

ストレスを
正しく知ろう

日常的に使っている「ストレス」という言葉。
でもその言葉にとらわれてしまうと、
正しい「ストレスケア」ができなくなることもあるんです。
まずはストレスを正しく知ることから
始めていきましょう。

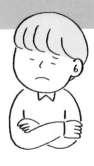

相談者

山田アキラ（25歳）
残業続きで仕事にストレスを感じている。
上司に注意されたり、ウマが合わない同
僚がいたりと職場環境がストレスの原因
だと思っている。

そもそもストレスって何ですか？

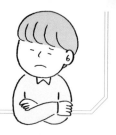

「あーあ、会社に行きたくないなぁ」

これが、僕の毎朝の口癖だ。

この気持ちは、ストレスのせいだろう。いつまで経っても仕事は減らず、残業続きだ。しかも上司からは、いつもパワハラまがいのことばかり言われている。

日本の労働者の6割は、仕事に強いストレスを感じていると、ネットの記事でも読んだことがある。きっと僕も、その6割に含まれているんだと思う。

〈 強いストレスがあると答えた労働者の割合 〉

（労働者計＝100％）

平成25年	52.3
平成27年	55.7
平成28年	59.5
平成29年	58.3
平成30年	58.0

0　10　20　30　40　50　60　70　80　90　100 (%)

出典：厚生労働省「平成30年労働安全衛生調査（実態調査）結果の概況」より
注：平成26年は当該項目を調査していない。

じゃあ、この状況を何とかするにはどうしたらいいのだろう？

友達に相談しても、「がまんしなよ」とか「さっさと転職したら？」と言われるだけだ。僕としては、これ以上がまんんてできないし、せっかく入った会社を辞めるのはもったいない。それに転職に対する不安だってある。

だからといって、何もせずにモヤモヤしているのは嫌だっ

た。そこで、思い切ってカウンセリングを受けてみることにした。カウンセラーの下園先生のオフィスを訪れた僕は、単刀直入に訊いてみた。

 先生、僕の「会社に行きたくない」という気持ちは、ストレスが原因ですよね？

 そうかもしれませんね。
では、山田さんのストレスは何から生まれていると思いますか？

 僕の場合、仕事の多さや、厳しい上司のせいだと思うんですが……。

 それは半分正解で、半分間違いです。
山田さんと同じ状況にあっても、
ストレスを感じない人もいますからね。

 ……ということは、ストレスの原因は
ほかにあるんですか？

首を傾げる僕に、下園先生はにっこりと笑った。

 そのとおりです。
それではまず、ストレスの「正体」について
探っていきましょう。

　ストレスの「正体」？　そんなものってあるのかな？　ストレスはストレスでしかないと思うんだけど――そんな反論をグッと飲み込み、僕は先生の話を聞いてみることにした。

モノもココロも
圧力を受けるのがストレス

まずは「ストレス」という言葉の意味を考えてみましょう。そこには、じつにさまざまな状態・症状が含まれています。

ストレスは「折れそうな状態」

ここで質問をひとつ。ストレスとは、いったいどんな状態を指すと思いますか？

多くの人が思いつくのは、「仕事でのイライラ」でしょうか。「人間関係でのモヤモヤ」と答える人も多そうですね。「贔屓のサッカーチームが負け続きで落ち込んでいること」とか、「恋をして夜も眠れない状態」と考える人もいるかもしれません。

じつはいずれも、ストレス状態であるといえます。意地悪なクイズでしたね（笑）。

ストレスという言葉は本来、物理学で用いられるものです。 物体の外側から何らかの圧力が加わり、歪んでいる状態を「ストレス」と呼んでいます。

 それが、人間の心に外側から力がかかった場合にも、使われるようになったんですか？

そのとおりです。私たちの心や体は、外側から多くの刺激を受けています。**仕事や人間関係、環境の変化といった外部刺激への反応として、心身が「歪んでいる」状態・症状を、すべてまとめて「ストレス」と呼んでいるのです。**

軽視されがちな「ストレス」

では、もうひとつ質問です。家族や友人から「ストレスが溜まっている」と告げられたら、あなたはどんな言葉を返しますか？「上手に発散しようね」「そのうち何とかなるよ」と、軽くあしらってしまうかもしれませんよね。

じつは、**ストレスには軽いものだけではなく、「この世から消えてしまいたい」という強い苦しみに発展するものもあるのです。**
そんな命にかかわる状況が、「ストレス」という言葉で表現されることで軽視され、何のケアもされずに放っておかれることが少なくないのです。

このように「ストレス」とは、実際の苦しみの状態をわかりにくくしている言葉でもあることを覚えておきましょう。

〈ストレスは軽く見られやすい〉

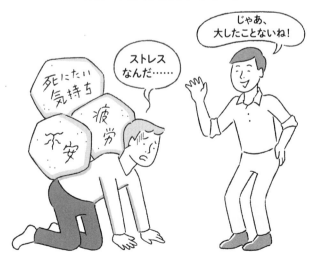

「ストレス解消」をしても
ストレス状態は続いている

仕事や人間関係などの「原因」を取り除いても、ストレスがなくならないことがあります。それはいったい、なぜでしょうか？

ストレスは「へこみっぱなしの状態」を作る

スポンジを指で押すと、へこんで変形しますね。これはスポンジがストレスを受けている状態といえます。では、ここから元の状態に戻すには、どうしたらいいでしょう？　答えは簡単ですね。指を外せばいいだけです。

じゃあ、人間のストレスも同じように
外側からの圧力をなくせば、
解消されるってことですよね？

たしかに、そう考えますよね。ストレスをケアするには、指のように押してくる外側からの刺激（仕事や人間関係など）を取り除けばいい。そうすれば、心も体も元の状態に戻るのではないか、と。しかし、**外部刺激を取り除いた"だけ"では、十分なストレスケアにならない場合がある**んです。

まんじゅうを指で押せば、スポンジ同様に変形します。しかし指を外しても、スポンジのように元に戻ることはありません。押した部分はへこんだままです。飛び出したあんこも、中に戻ることはないでしょう。

そう、ストレスが長引くと、このまんじゅうのような状態を心や体に引き起こしてしまうのです。そうなると、**たとえ外部刺**

激をなくしても、ストレスを受けた状態がしばらく続いてしまいます。

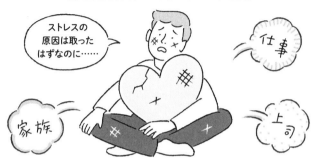

〈原因を取り除いてもストレスは続く〉

ストレスの原因は私たちの中にある

ここが物理学の「ストレス」と違うところなのですが、**ストレスの原因は外部刺激だけとは限りません。**「重要な仕事」という外部刺激が片づいたとしても、体調が悪いとき、たとえば片頭痛や便秘のときもストレスですよね。これらは、体の内部から生じるストレスといえます。

また、同じ外部刺激でも、楽しく意欲的に取り組めているときはストレスとは感じませんが、何らかのトラブルが生じ「うまくやれるのだろうか」などと不安になると、ストレスになってしまいます。

 あれ？　もしかしてストレスって、
その人の体調や気持ち次第で生まれる
ということですか？

そのとおりです。**ストレスの大小は、健康や感じ方次第の**部分があり、「私たち自身が育てている」とも言えるのです。

17

ストレスは私たちの中で育てている!?

大きなストレスを抱えている人は、心身ともにすでに疲れ切っていて、疲れているからこそ、ストレスが再生産されるのです。

ストレス解消でストレスが増えることもある

では、私たちの中で、ストレスはどのように育って（拡大して）いくのでしょうか。

くわしくは第3章でお話ししますが、**感情や疲労といった心身の要素がいくつも組み合わさることで、ストレスは拡大します。** たとえば、仕事を目の前にして、「自分にできるのだろうか」と不安を抱いているところに疲労が加わると、体調が悪くなったり、過剰に不安になる、やる気が出ないなど、本来のその人らしくない「ストレス状態」に陥ってしまいます。

つまり、**私たちの中に感情や疲労が存在する限り、外的刺激だけを取り除いても、ストレスが完全に消えることはありません。** いわゆる「ストレス解消」をしたとしても、一時的な気休めに終わることが多いのです。それどころか、「ストレス解消をしたのに、どうしてストレスが減らないのだろう？」といった感情につながり、かえってストレスを増やしてしまうこともあります。

でも、やっぱり僕のストレスは、
仕事や上司といった外部刺激のせいだと
思うんですけど……。

　そう考えてしまうのも無理はありません。私たち人間は、困ったことがあると、自分の外側に原因があると考えてしまいがちです。それは外部に敵がいると考えることで、困難な状況に挑む気持ちをかき立てる、感情のしくみのひとつなのです。

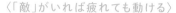

〈「敵」がいれば疲れても動ける〉

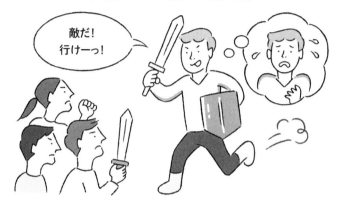

「原因」を追求してもストレスは減らない

　しかし、自分の外側に原因を求めているだけでは、上手なストレスケアにはならないのです。困難に立ち向かうには、気力と体力が必要です。ストレスでクタクタなときに、外側の敵に挑み続けるなど、自分で自分を痛めつけているようなものです。

　ストレスケアにおいては、原因を考えるよりも、困難に立ち向かうよりも、大切なことがあります。それは、**ストレスで傷ついた心と体を、ゆっくり休ませることです。** つぶれてしまったまんじゅうだって、暖かい手で包んで時間をかけて作り直せば、まん丸な状態に戻すことができる——これが、ストレスケアの基本なのです。

ストレスって人間にとって「害」ですよね？

ストレスなんてなければ……

　ストレスの原因は外だけでなく、僕の中にある――それは衝撃的な話だったけれど、わかるような気はした。だって僕は、いつも仕事に不安を抱えているからだ。「失敗したらどうしよう」とか「本当はやりたくない」なんて思っているのだから、ストレスが溜まるのは当たり前だよね。

　それにしても、ストレスってやっかいだなぁ。こんなに人間にとっては害なのに、どうして存在するんだろう？　ストレスがなかったら、もっと楽しく生きていけるだろうし、苦しむ人もいなくなると思うんだけど……。

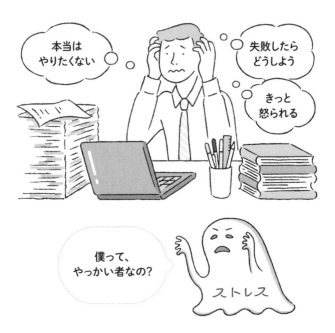

本当はやりたくない

失敗したらどうしよう

きっと怒られる

僕って、やっかい者なの？

ストレス

先生……、
ストレスって、人間にとっては
必要のないものですよね?

 ほぅ……。どうしてそう思いますか?

 だって、ストレスで苦しんでいる人は
多いじゃないですか。
苦しいってことは、人間にとっては害ですよね?

 たしかに、「ストレス=害」と考えると、
人間にとってストレスは
不要のものだと思えますよね。

 えっ!
もしかして、違うんですか?

 ええ。じつはストレスは、
人間にとって必要なものなんです。
だからこそ、人間はストレスを感じるのです。

　えーっ!　それって本当なのかなぁ?　疑いの気持ちが僕の
顔に出ていたのか、先生は困ったように笑っている。

 では、ストレスが人間にとって、
どのような意味をもつかをお話ししましょう。

原始人のサバイバルに必要だったストレス

ストレスはいったい何のために、私たちの中に存在しているのでしょうか？　まずは
原始人にとってのストレスについて考えてみましょう。

「衣食住の不安定さ」がストレスの始まり

「ストレスは害である」。この言葉には、思わず賛同したくな
りますね。私のもとには、ストレスで苦しんでいる方がたくさ
ん相談にいらっしゃいますので。

　そんな**私たちを苦しめるストレスが存在するのは、なぜで
しょうか？　それは、ストレスが人間にとって必要なものだか
らです**。

それって本当なんですか？
いまいち信じられないなぁ……。

　では、それを確認するために、タイムマシンで旅をしてみま
しょう。私たちが現在の“人間”になる前――ずっとずっと昔
の、原始人だったころにまでさかのぼってみます。

　原始人たちの生活は、まさに原始的です。洞穴に住み、
自分で狩った獲物の肉を食べ、その皮を衣服にする。食糧
である獲物を捕獲できなかったら、即座に命の危機に陥りま
す。獲物を見つけたとしても、反対に襲われて命を落とすか
もしれない。嵐や地震で住み処の洞穴が突然崩れ、住めな
くなることもあったでしょう。そんな衣食住の不安定さが、ス
トレスの始まりです。

ストレスは行動力の「燃料」になる

「このままだと飢え死にしてしまう」
「獲物に襲いかかるのが怖い」
「住む場所がなくて大変」

　原始人にこのようなストレスが生まれると、どうなるでしょうか。落ち込んで、森の中に閉じこもってしまうのでしょうか？それとも、ただオロオロするだけ？　いえいえ、究極の自給自足で暮らしていた原始人は、食べるため・生きるためには、外に出て活動しなければなりませんでした。

　空腹なら、必死に獲物を捕るしかありません。住む場所がないなら、雨風をしのげる場所を確保しなくてはならない。その行動のための「ガソリン」が、原始人にとってのストレスです。**ストレスは原始人に「獲物を絶対に狩ってやる！」「いい住み処を必死に探してやる！」という強烈な意欲と、それができる体の状態を与えてくれたのです。**

　しかもこのストレスは、実際に獲物やよい住み処を得られれば、比較的簡単に解消されていました。

〈原始人はストレスを活動の原動力にしていた〉

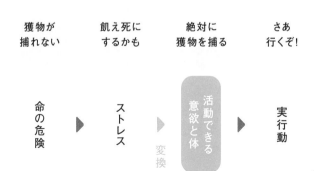

現代人にもストレスは
必要なの？

原始人の行動力の源となっていたストレスには、もうひとつの役割があります。それは私たち現代人にとっても、とても大切なものです。

ストレスは「休め」のサイン

　ストレスは、原始人を守ろうとする機能です。外敵に襲われるときや食料を得ようと活動しているときだけでなく、そのような活動でケガをしたり疲れ果ててしまったりしたときでも、原始人にとっては生命の危機です。そして、このとき**ストレスは原始人を活動させる方向ではなく、休ませる方向で働きます**。

もしかして……、
僕らが感じるストレスにも
その作用があるんですか？

　そのとおり。私たち現代人が感じるストレスからも、「休みなさい」のサインが発せられています。イライラするのは、周囲からこれ以上の負荷をもらうのを避けるための威嚇。やる気が出ないのは、不必要な活動にエネルギーを使わないため。落ち込んでしまうのは、楽しくて意欲満々だとつい活動してしまい、さらに消耗を深めてしまうからです。
　それなのに**現代人は、休むことはまるで「悪だ」とでも思っているかのように、「やらなくてはならない仕事がある」「自分の代わりはいない」などと言って、ストレスを無視して休むことを拒んでしまいます**。

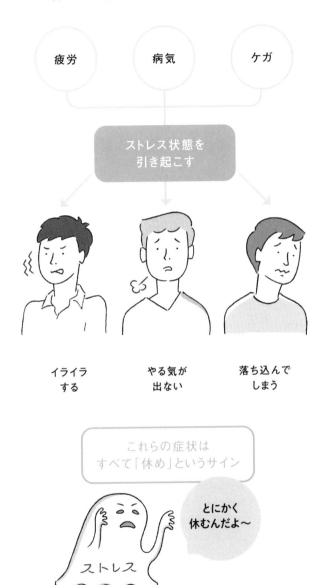

〈ブレーキをかけるために発生するストレス〉

疲労　　病気　　ケガ

ストレス状態を
引き起こす

イライラ
する

やる気が
出ない

落ち込んで
しまう

これらの症状は
すべて「休め」というサイン

とにかく
休むんだよ～

ストレス

「疲労」の麻痺で
ストレスは見逃される

みなさんは自分の疲労に気づくことができますか？　疲れているときに目がさえたり、妙に元気になったりしていたら、疲労の麻痺を疑ってみましょう。

「疲れているけど元気」は危険サイン

　ストレスの原因となる疲労について、もう少しお話ししておきましょう。

　疲労が溜まっているサインであるストレスを感じたら、すぐに休息をとるべきです。しかし、疲れているときに限って夜ふかししてしまったり、なぜかネットサーフィンをしてしまったり……。そんな経験はありませんか？

あります！　僕も会社から帰ってきて
ヘトヘトになっているのに、
寝ないでずーっと動画を見てしまいます。

　それでは体が休まりませんよね。人によっては、「疲れがあるほうが元気になる」などと言うことさえあります。

その感覚、わかります。
まるで体が麻痺して、
疲れを感じられないというか……。

　まさにそのとおりです。**疲れを感じる能力が麻痺しているせいで、疲れを実感しにくくなっているのが、現代人なのです。**
　空腹さえも忘れて何かに取り組んだ経験が、みなさんにも

あるのではないでしょうか。

　これは、**ひとつのことに集中しているとき、疲れを感じさせないしくみが人間の中にあるため**です。

　仕事などに集中している間はまったく疲労が感じられないため、疲れを無視してアクセル全開で取り組んでしまいます。その状態がずっと続くと、「疲れているのに元気」という感覚を導き出してしまいます。

〈集中していると「疲れ」は無視される〉

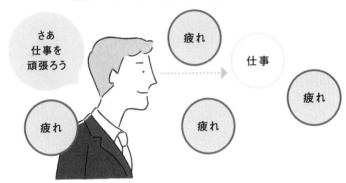

「がまん」が疲れを麻痺させる

　また、私たち日本人が好む**「がまん」も、疲労の麻痺を引き起こす原因のひとつ**です。苦難に出くわしたときに、すぐに弱音を吐ける人は意外と少ないのではないでしょうか。「がまんするべき」「へこたれてはいけない」と考える人や、「がまんできる自分が好き」という人も多い。そしてその考えが、かなり大きな疲れまでをもがまんさせてしまうのです。

　それでも、「自分は疲れをがまんしている」と気づいていれば、あるときそれをやめようと思えるのですが、がまんによるムリが重なり、すでに疲労を感じる能力が麻痺している人には、この自覚さえ難しくなってしまうのです。

ストレスは解消すれば
いいんですよね？

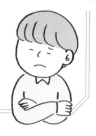

休息よりも解消!?

「ストレスが溜まったら休む」という考えは、たしかになかったな。だってストレスなら、それを解消すれば何とかなる気がするから……。

　僕は体を動かすのが好きだから、運動をすればストレス解消になると思うんだ。それに運動の前とあとでは、ストレス度が低下するというデータも見たことがあるし……。

　そんなことを考えていたら僕の心を見すかすように先生は質問を投げかけてきた。

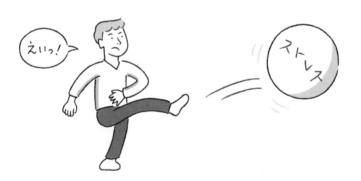

ちなみに山田さんは、どのような
ストレス解消をしているのですか？

うーん、友達とカラオケに行ったり、
フットサルをしたりすることが多いですね。

山田さんの今の元気のない様子を見ていると、
あまりストレス解消になっていないのでは
ないかと思うのですが……。

いや、まあ……、
残念ながら、そうですね。

　なんだか恥ずかしくなって頭を掻いていると、先生は「大丈夫ですよ」と言ってくれた。

じつは、それがふつうです。
ストレスを解消しても
小さくならないことが多いのです。
それどころか、マイナスの影響があるほどです。

えーっ！　じゃあ、ストレスが溜まったら
どうしたらいいんですか？

山田さんは、溜まったストレスをスカッと
解消したいと思っているんですよね。

そりゃそうですよ！　これまでもそうしてきたし……。

そうですよね。
では、これまでうまくいったのに、今回
効果がないのはなぜだと思いますか？

　先生の質問に、僕は「うーん……」と唸りながら考え込んでしまった。

「ストレス解消」が ストレスを増やしている！

世の中にあふれる「ストレス解消」と呼ばれる行為には、ストレスを減らすどころか、かえって増やしてしまうものが多いのです。

「ストレス解消」で疲労が解消しないことも

カラオケやフットサルって、
ストレス解消には向いてないんですか？
どちらも大好きなので、
できればやめたくないんですが……。

　カラオケもフットサルも、元気なときの趣味としてはとてもいいものです。しかし、疲れているときのストレス解消として行うのは、あまりおすすめできません。

　山田さんのようにカラオケでストレスを発散する人は多いでしょう。たしかに歌うことで一時的に気分はすっきりするでしょうが、体の疲労を解消しているわけではありません。

　それどころか、**カラオケで歌うことは身体的な活動ですので、何時間も歌い続けたりしてしまうと、逆に疲労を増やしてしまうのです。**

ストレス解消がストレスになる!?

　さらに、ストレス解消そのものがストレスの原因になることもあります。前にもお話ししましたが、「ストレス解消をしているのに、ストレスがまったく減らないのはどうして？」と、逆に

ストレスになることがあるのです。

　また、ストレス解消として行うものは、基本的に自分の好きなことや、快楽を感じる行為に偏りがちです。この傾向もストレスの原因になってしまいます。

　がまんを美徳とする文化で育った日本人には、快楽をともなう行為に罪悪感を覚える人が少なくありません。そのため、ストレス解消をしながら、「こんなことをしているのは甘えだ」「自分は楽しいことをして問題から逃げている」と考えてしまい、自己嫌悪に陥って、さらにストレスが増える……という悪循環を引き起こすこともあるのです。

〈ストレス解消でストレスは増える〉

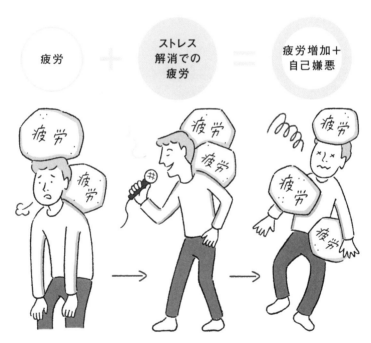

疲労　＋　ストレス解消での疲労　＝　疲労増加＋自己嫌悪

「ストレスがゼロ」なんて人はゼロ！

ストレスを抱えることは、決して悪いことではありません。なのに、どうして私たちはストレスを嫌がってしまうのでしょうか。

「ストレス＝悪」ではない

「ストレス解消」という言葉からは、ストレスがまるで「汚れ」であるかのような印象を受けてしまいます。ストレスがべっとりと貼りついていて、洗濯するようにストレス解消をすれば、ストレスがきれいさっぱりなくなる──そんなイメージです。

しかし、この考え方は間違っています。これまでお話ししたように、**ストレスはべっとりと貼りついているようなものではありませんし、汚れのように忌み嫌うものでもありません。さらに、ストレスは簡単に解消できるものではないのです。**
もし、うまい具合に解消できたとしても、私たちの心と体がすぐに元の状態に戻るわけでもありません。

ストレスはあるのが当たり前

どんなにストレスフリーな生活を心がけていても、ちょっとしたことでイラッとしたり、落ち込んだりすることはあるものです。この世の中で、ストレスがまったくないという人はおそらくいない。いたとしても、気がついていないだけです。
というのも人間は、**ストレスがあることのほうが「正常」だ**からです。その理由は、もうおわかりですね？

はい。ストレスが人間にとって、
必要なものだからですよね？

　そのとおりです。ストレスは、私たちに「危機に対処しなさい」「休みなさい」とサインを送ってくれる、頼もしい存在です。
　しかし、「ストレス＝悪」というイメージがあるため、「ストレスは絶対に解消しなければいけない」と思われている節があります。さらには、ストレスがゼロである状態が正常であると考え、「ストレスがない人間のほうが優れている」といった、間違った考えを導いています。
　そして、ストレスを抱えたことで**「ストレスがゼロではない自分はダメな人間だ」「自分がストレスを抱えるはずはない」**と否定的に考えたり、がまんをし続けることで、存在するストレスに目を背け、正しくケアをしないまま、よりストレスを溜め込んでしまうのです。

〈ストレスはあるのが「正常」〉

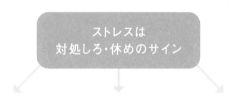

ストレスは
対処しろ・休めのサイン

ストレスが
ない人のほうが
優れている

ストレスが
ない人は
いない

ストレスが
あっても
がまんする

疲れていないのに、どうしてストレスを感じるんですか？

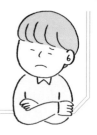

　ストレス解消さえ、ストレスの原因になると聞いて、僕はびっくりしてしまった。だって、自分のためによかれと思ってやっていたことが、むしろストレスを増やしていたかも……なんて、ショックというか、がっかりというか……。

　とくに疲労しているときは、ストレス解消が逆効果になる、ということは覚えておかないと――そう思ったとき、僕の頭にひとつの疑問が浮かんできた。

でも先生、
原始人と比べると、
僕らはそんなに疲れていないですよね？
毎日マンモスを追いかけて、
狩りをしているわけじゃないですし……。

はい、そのとおりです。
私たちは毎日、原始人のように激しく
体を動かしているわけではありませんから。

ですよね！
それなのに、どうして
ストレス解消が逆効果になるんですか？
疲れていないなら、
ストレス解消もうまくいくはずなのに……。

　だってそうだよね。先生のこれまでの話だと、疲れていないときはストレス解消もうまくいくはず。現代人は重労働も少ないし、僕だって、そんなに疲れるような過激な仕事をしているわけじゃない。

　そんな僕の反論に、先生は静かに頷いていた。

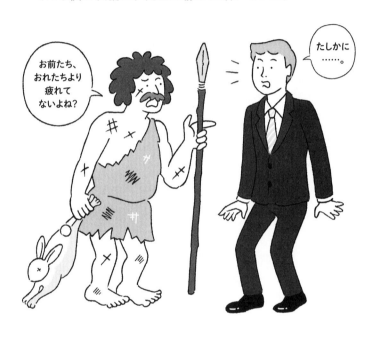

そうですね。たしかに私たちは、
"原始人"と比べると疲れてはいません。
しかし、原始人とは違う面で疲れているのです。
それが私たち現代人の、
最大のストレスの原因なのです。

　原始人とは違う面？　それって何なんだ？　僕は早くその話を聞きたくて、黙ったままで先生を見つめていた。

現代人は 精神的に疲れている

「疲れた」が口ぐせになっている人は多いですよね。その「疲れ」は、体を動かしたための疲労ではなく、心が生み出すものなのです。

現代人は「疲れていないのに疲れている」

現代人のストレスの中核は疲労です。では、その疲労の原因は何なのでしょうか？

 うーん……、激しい運動？ ではないのですよね……。

そうですね。疲労といえば、そのような身体的な疲労を思い浮かべてしまいますよね。体をたくさん動かして、クタクタになっている。そんなイメージ……。

しかし私たち現代人は、激しい運動を毎日しているわけでもないのに、疲れています。「疲れたな」が口ぐせになっている人もいるほどです。

 あっ！ それ、僕ですね。
何かあると「疲れたな」と言っています。
とくに、上司に嫌なことを言われたあとには、
グタッとしています。

つまり山田さんは、身体的にではなく、精神的に疲れたときに疲労感を覚えているということですね。

じつはこれが、私たち現代人の疲労の正体なのです。

身体的疲労と精神的疲労の違いは？

　原始人にとってのストレスは、身のまわりの危険や空腹、暑さ・寒さなどによる身体的な疲労から起こることがほとんどでした。このようなストレスは命の危険にかかわることは多いものの、解決しやすいのも特徴です。危険があれば逃げればいい。おなかが空いているのであれば食事をすればいい。暑さ・寒さはしのげる場所に行けばいい。それだけです。

　反対に、私たち現代人のストレスは、おもに精神面から発生しています。仕事に追われたり、人から言われたことで傷ついたりと、心がグサグサと傷つけられているイメージをもっている方が多いのではないでしょうか。

　この精神的な疲労は身体的なものとは異なり、始終イライラしていたり、落ち込んだり、やる気が出なかったり……といったことをくり返すだけで、なかなか解決しにくいのが特徴です。また、ケアをしないままで蓄積し続けていると、身体的な疲労と同様に命を脅かすことにもなります。

〈疲労には2つのタイプがある〉

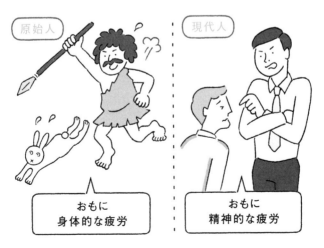

原始人　現代人

おもに
身体的な疲労

おもに
精神的な疲労

「感情」がグラグラすると ストレスを感じやすい

私たちが生きている限り、感情を動かさずにはいられません。しかし、その動きが過大かつ継続的になると、精神的な疲労として蓄積されるのです。

精神的疲労は「感情」から生まれる

疲労は、エネルギーを消費することで生じます。筋肉の動きでエネルギーを消費すれば身体的な疲労になり、感情の動きでエネルギーを消費すれば精神的な疲労になります。

私たち現代人の疲労は、おもに精神的な疲労です。最悪の事態を考えすぎたり、何かへの怒りを抱えたりと、感情を動かし続けていると、じつはかなりのエネルギーを消耗しているのです。実際、このようなネガティブなことを考え続けていると、10分もするとヘトヘトに疲れてしまうはずです。

たしかにそうですね。僕も
「仕事がうまくいかなかったらどうしよう」と
考え続けているだけで、
実際に仕事をするよりも疲れてる気がします。

山田さんの言うとおり、**体を動かすよりも、感情を動かすほうがよっぽど疲れてしまうものです**。しかも、感情は寝ている間以外は、絶えず動き続けています。それが小さな動きならば穏やかに過ごせますが、**大きな揺らぎが何度も起こると、負担として心身に重くのしかかってきます**。

情報過多で疲労が増している現代人

　私たち現代人は、原始人をはじめとしたこれまでのどの時代の人間よりも、日々感情を動かし続けています。それは、現代の情報過多な状況が原因です。

　インターネットやテレビなどのメディアからは、絶えずさまざまな情報が流れてきます。それを受け取れば、「ひどい話だな」「それは違うんじゃないか？」などと、感情を動かさずにはいられないものです。

　また、**多くの情報があるせいで、「あの情報とこっちの情報のどっちがいいのか」といちいち選択しなければなりません。**これも感情の動きをともなうため、疲労の原因になります。さらに、選択したあとにも「あっちの選択のほうがよかったのでは」と考えることも、ストレスになってしまっているのです。

〈情報がストレス源になる〉

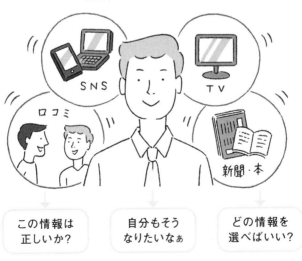

SNS　TV　口コミ　新聞・本

この情報は正しいか？　自分もそうなりたいなぁ　どの情報を選べばいい？

これらすべてが精神的な疲労になる

「イメージ」の力が
ストレスを生み続けている

「自分はすごい」というイメージで、実力以上の力を発揮できることがあります。しかし、このイメージと現実との差が大きいと、どうなるでしょうか。

イメージは行動力の源

感情は、情報により刺激され、精神的な疲労を生みます。

でも、同じ情報に触れても、感情が揺さぶられてしまう人と、あまり動揺しない人がいます。その差ってなんだと思いますか？

えっと……、
どうしてなんだろう？

じつは、**情報そのものでなく、そのときどんなイメージが浮かぶかが関係してくるからなのです。**

感情はイメージによって発動し、イメージを使って、私たちを動かそうとします。

たとえば、マンモスと出会うと、「仲間を殺した恐ろしい敵」というイメージが浮かび、恐怖の感情が発動します。そして恐怖は、そのマンモスを「もっと強大な敵」というイメージに増幅して我々に見せます。そのイメージをもつからこそ、原始人は敵から必死に逃げることができたのです。

一方、マンモスに仲間を傷つけられた人や、仲間の恨みを晴らそうとする人は、怒りの感情が発動します。怒りは、「自分は強い、相手は弱い」というイメージを見せ、そのイメージが敵への攻撃へとつながるのです。

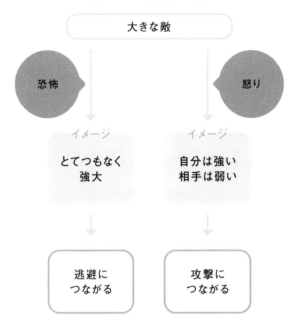

〈イメージ＝行動力の源〉

大きな敵

恐怖 → イメージ
とてつもなく
強大
→ 逃避に
つながる

怒り → イメージ
自分は強い
相手は弱い
→ 攻撃に
つながる

イメージと現実の差がストレスを生む

現代人のストレスにも、イメージが大きくかかわっています。

マンモスなら、逃げるか戦うかの行動が終われば、肉体疲労や精神疲労も終わります。

ところが、現代人の抱くイメージ、たとえば、自分は成功したい、ずっと美しく若くありたい、などという理想イメージは、その課題が達成されるまで、ずっと私たちの感情を駆り立てます。

さらに、どうしてもそのイメージどおりにならない現実に直面すると、「自分はダメだ」と自信を失うのです。

そして、自信を失うと、さらに感情が発動しやすくなるという悪循環に陥ります。

現代人のストレスはすべて「人間関係」にたどり着く

ストレスは、自分と他人を比べて「自分はダメだ」と感じることで大きくなります。とくに日本人は、この傾向が強いです。

人との比較がストレスを生む

　現代人である私たちのストレスは、感情の動きで生み出されています。さらにもうひとつ、現代人のストレスには大きな特徴があります。**現代人のストレスのほとんどは、人間関係(イメージ)から発生しているということです。**

えっ！　でも、僕のストレスは、
仕事に追われていることなんですけど……。

　そうですよね。でも「仕事が多い」の背景には、仕事を押し付けてくる上司や自分より楽そうにしている同僚への思いがかかわっていませんか？　現代人のストレスは、他者はこうあるべき、自分はこうあるべきというイメージとのギャップで生じている場合がほとんどなのです。

うっ……！　たしかにそうです。

　人間関係は感情を発動することで、変化をもたらすことができる課題です。台風に怒ってもあまり効果はないですが、人間関係なら、怒ることで変化が生じる可能性があります。
　人間関係は、現代人にとって最も感情が働きやすいテーマ。だからこそ、いちばんのストレスになりやすいのです。

日本人はとくに人間関係に敏感

人間関係から発生するストレスは、日本人はとくに感じやすいものです。なぜなら、集団と同じであることを好み、同じであることを他者にも要求する傾向にあるためです。だれかと考えが異なっただけで、「自分が間違えているのでは?」と思い、それによってストレスを引き起こしています。

さらに現代は、そんな日本人の傾向とは正反対の個人主義が西洋から導入され、人と同じことよりも、「個性」や「人と違うこと」を求められるようになっています。

日本人のもともとの「みんな同じ」というイメージが強い中で、個性を発揮しなければならないという西洋流の考えが導入されてしまった現代。**「人と同じことをしている自分は正しいのか」と考えたり、個性の発揮ができなくて悩んだりと、さらにストレスが増えているのです。**

〈日本の「みんな同じ」と、西洋の「個人主義」〉

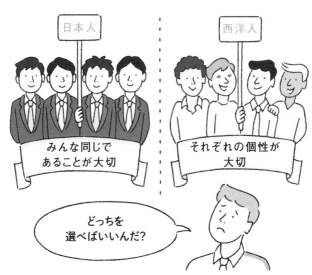

日本人
みんな同じであることが大切

西洋人
それぞれの個性が大切

どっちを選べばいいんだ?

現代の貧困のストレスも
人間関係が原因？

貧困にあえぐ人たちも、ストレスを抱えています。その原因は、貧しさそのものではなく、他人との比較によるところが大きいのです。

「人の目」が貧困のストレスになる

 最近、若い人や高齢者には、
貧困で苦しんでいる人がいると聞いてます。
その人たちのストレスの原因は、
人間関係じゃないですよね？

　たしかに日本では、若年層や高齢者層を中心に貧困が問題になっています。貧困は衣食住の問題であるため、そこから生まれるストレスに人間関係はかかわっていないように思えますよね。しかし、**現代の貧困から引き起こされるストレスも、じつは、正確には人間関係のイメージが原因なんです。**

　たとえば、たったひとりで貧しいのであれば、貧しさを感じながらも、「こんなものか」とあまりストレスを感じずに生活できるものです。しかし、まわりに自分よりも豊かな人が多いと、どうしても比較したくなってしまいませんか？
「あの人たちと比べると私は……」と考えると、「自分はダメだ」などとストレスを感じやすくなります。また、「貧乏な自分が恥ずかしい」といった、まわりの目を気にした羞恥心も、ストレスの原因になりやすいのです。

そっか。自分の状況そのものよりも、
他人との比較でストレスは生まれるんですね。

比較は他人とだけでなく、自分自身との間にも起こります。
若かったころのかつての自分と、現在の自分を比較して、「最近の自分はダメだ」とストレス状態に陥る場合もあることを覚えておきましょう。

〈かつての自分との比較でもストレスは起こる〉

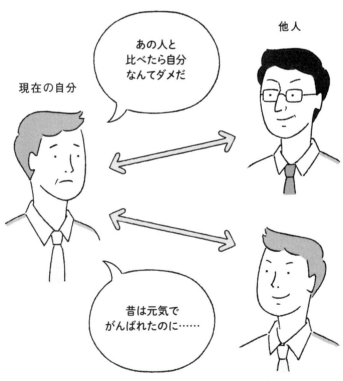

小さなストレスは放っておいても大丈夫ですよね？

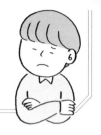

精神的ストレスはわかりにくい!

そうか、僕は身体的に疲れているんじゃなく、精神的に疲れて、ストレスを溜めていたんだ。

でも、身体的な疲れだと、体も動かなくなるからわかりやすいけど、精神的な疲れはわかりにくくて困るな。「今、これだけ精神的ストレスが溜まっています」みたいなメーターがあるわけでもないし……。

それを僕が話すと、先生は「そうなんです」と頷いた。

私自身も極度のストレス状態に陥ったことがありますが、そのときには、精神的に疲れている意識はまったくなく、なぜ自分が苦しんでいるのかが理解できなかったほどです。

えっ! 先生もそうだったんですか?

ええ。ストレスの理由がわからないと、「自分が弱いせいだ」などと、勝手に自分のせいにしてしまうんですよね。

わかります! 僕も疲れていると、自己嫌悪に陥ってばかりいます。

　仕事が多すぎるのも、上司がキツいのも、ぜんぶ自分のせいだと思ってしまうことがある。ヘタをすると、まわりの悪い出来事のすべてが、自分のせいで起こってるんじゃないかとさえ思うこともあるんだ。まるで自分で自分を責めるみたいに。

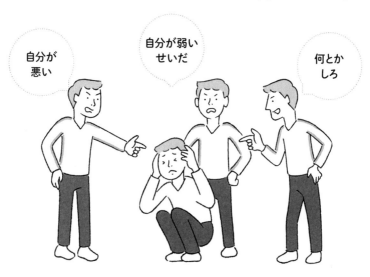

自己嫌悪はやがて、
自信を失うことにつながりますからね。
ですから小さなストレスを甘く見ず、
きちんとケアすることが大切です。

小さなストレスは、放っておいたら
ダメなんですか？

はい。大きなものよりも、小さなストレスによって
苦しめられているのが、私たち現代人なんですよ。

小さなストレスは
やがて大きなストレスになる

小さなストレスは、ついついがまんしてしまいますが、じつはこれが案外危険。小さなストレスが蓄積すると、厄介な大型ストレスに変身してしまうことがあります。

小さなストレスの蓄積に注意!

感情はポイントカード制である。これは、漫画家の西原理恵子さんの言葉です。日常の細かいことでイライラしても爆発はしないものの、ポイントカードにスタンプを押すように怒りは溜まる。そして、すべてのポイントが溜まった瞬間に怒りが爆発する、ということです。人間の感情のしくみをうまく言い表していますよね。

私は、ストレスもこの「ポイントカード制」に似たものだと感じています。日常の小さなストレスは、昨日と今日ではほとんど差がないため、気づきにくく、がまんしやすい。そのため、「休もう」と思いにくいのです。だけど、**どんなに小さくてもストレスはストレスです。ケアをしないと、コツコツと溜まってしまいます。**

また、ストレスは徐々に感じることは少なく、溜まりに溜まったときに突然襲ってきます。小さなストレスが続いていると思ったら、いつの間にか危険水域に達している——それが、現代人のストレスの溜まり方です。

仕事の失敗や病気など、大きなきっかけでストレスがどっと押し寄せることがありますが、出来事は原因というより、表面化の単なるきっかけであることが多いです。じつは、それまでにかなりのストレスの蓄積があり、出来事で一気にストレスを自覚するようになっただけなのです。

大きなトラブルのストレスは回復しやすい

 小さなストレスが、
それだけ溜まりやすいってことは、
大きなストレスだと、すごいことになりませんか？

じつはストレスというのは、大きなもののほうが回復しやすいという少し不思議な特徴があります。

というのも、ストレスも疲労も大きいもののほうが自覚しやすく、早い段階で回避したり、休息をとろうとするからです。そのため、大きなストレスは一過性のものとして終わることが多いのです。

〈小さなストレスに注意〉

小

疲労の蓄積度

一過性の疲労

蓄積疲労

うつ状態の
スイッチライン

大

大きい出来事	小玉ストレスの連続	疲労は徐々に蓄積してある日突然限界を超える
大きな出来事があれば休もうと思う。休めば疲労は回復しやすい。	とくに大きな出来事がないので、休まなければと思いにくい。がまんの範囲内に収まってしまう。	昨日と変わらない日常なのに、急に息苦しいと感じる自分がいる(がまんが足りないと思いやすい)。

ストレスはあなたの能力・努力不足のせいではない

とかく自己責任が問われる現代。ストレスも個人の責任として扱われています。しかしストレスは、私たち個人のがんばりだけで乗り切れるものではないのです。

がんばりや努力でストレスは解決しない

　自分がどれだけストレスが溜まっているか。それはなかなかわかりにくいものです。はっきりとした目安もないため、かなり溜まったときになって、やっと自分の苦しさに気づくことも少なくありません。ストレスが多くなると、なぜストレスが溜まってしまったのかさえもわからなくなります。そうなると、今度はすべてを自分のせいにしてしまいます。

 それってダメなことなんですか？
ストレスの原因は自分の中にあるんですから、
間違いではないと思いますけど。

　たしかにストレスの原因は私たちの中にもあります。しかしそれは、**私たちが原始時代から受け継いだ、生き延びるためのストレスのしくみが誤作動を起こしているだけです**。このことは3章でゆっくり解説しようと思います。決して、しっかりつらさと向き合って努力さえすれば、対応できる……などという単純なものではないのです。

　それなのに、「根性が足りないからだ」「もっと努力しなければいけない」などと、ストレスを自分の責任として考えてしまうと、どんなにつらくてもがんばり続けてしまいます。しかしそれでは、ストレスがなくなることはありません。ストレスは

がんばりや努力だけで解決できるものではないからです。

自信の喪失を招いてしまうストレス

「ストレスはがんばりや努力で解決できる」という考えにとらわれていると、実際には解決できないという状況にぶち当たります。すると最終的には、「何をやっても自分はダメだ」と自信を失うことになります。

　自信は、「自分という存在は、そのままで十分尊い」という、生きるための支えとなるものです。それを失ってしまうことは、自分の存在を否定することです。そこから、うつ状態が引き起こされ、最悪の場合には「死にたい」という気持ちにつながることを覚えておきましょう。

〈ストレスの原因を正しく理解しよう〉

ストレスの原因は自分の中にある⁉

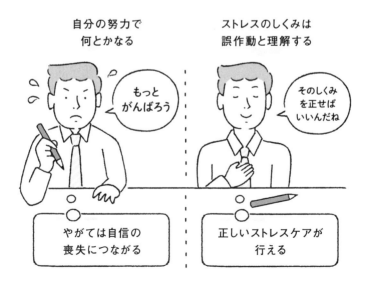

自分の努力で 何とかなる	ストレスのしくみは 誤作動と理解する
もっと がんばろう	そのしくみ を正せば いいんだね
やがては自信の 喪失につながる	正しいストレスケアが 行える

「ストレスを正しく知ろう」

の **まとめ**

- ☐ ストレスは、私たちの中にある、命を守るしくみから生まれている。

- ☐ ストレスは疲れから生まれ、その疲れはおもに人間関係から生まれる。

- ☐ ストレスはだれにでもあり、あることが「正常」。

- ☐ ストレス解消が、逆にストレスを悪化させることも。

- ☐ 小さなストレスこそ、こまめにケアする。放っておくと、やがて大きなストレスになる。

- ☐ ストレスによって自信を失うと、うつ状態や最悪の場合、「死にたい」という気持ちを引き起こす。

ストレスを放っておくと、「死にたい」とまで
思うようになるんですね。はじめて知りました。

そうなんです。ですから、ストレスは
決して軽く見てはいけません。
しかし、早い段階で正しいケアをすれば、
上手にストレスと付き合うことができますよ。

2

心をほぐす4つの
ストレスケア

ちょっとしたことでストレスを感じてしまうと、
もっと心が強ければいいのに……と思うこともあるでしょう。
ここでは日常に取り入れやすい、
簡単な心のトレーニング方法を紹介します。
ぜひ試してみてください。

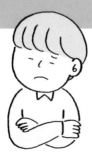

相談者

山田アキラ（25歳）
前回のカウンセリングを経て、ストレスへ
の理解が深まったアキラ。今度は、ストレス
に負けないように生きる方法はないかと考
えている。

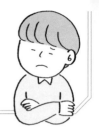

日常でできる
ストレス対策は
ありませんか？

そんなタイトルのネット記事を見つけて、僕は思わず「心って鍛えられるの？」と叫んでしまった。

だって、心だよ？　目に見えないものだよね？　そんなものを、果たして筋トレみたいに鍛えられるのだろうか？

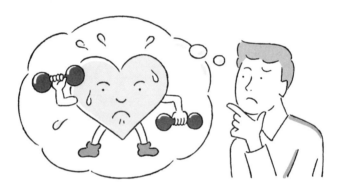

でも、本当に鍛えられて、ストレスに負けずに済むなら、その方法は知りたいけど……。

そう思い、次のカウンセリングの日に、先生に訊いてみることにした。

 先生、ストレスに負けないように、
心を鍛える方法ってあるんでしょうか？

 「心を鍛える」ですか。ありますよ。
ちなみにそれは、どんな方法だと思いますか？

そうですね……。嫌なことを
たくさん経験して、慣れさせるとか？

慣れることも大切です。でも、慣れにこだわり
すぎて、つらいことばかり体験していると、
逆にストレスが溜まってしまいそうですね。

先生が苦笑いする。うーん、それもそうだな。

そういえば、ストレスをなるべく感じないように
考え方を変えたりする方法があるって、
聞いたような気がするんですけど……。

　あいまいな記憶をもとに僕がおそるおそる訊くと、先生は「そうですねぇ……」と考えるような仕草をした。

たしかに、少しのことではストレスが溜まらない
ように、考え方、感じ方を変える認知行動療法
というトレーニングはあります。
ただ、トレーニングなので、あくまでも
元気なときに行うものなんです。
また、効果を感じるかどうかは、個人差が大きい。

　そうか、魔法のようなものではないけど、やっぱりやり方はあるんだ。だったら、その方法を知りたい！　ワクワクし始めた僕の顔を見て、先生は「わかりました」と頷いた。

私の経験の中で、比較的多くの人が効果があった
と言ってくれたものをいくつかご紹介しましょう。

「いいとこ探し30」で
幸せを感じよう

身のまわりの「いいとこ」に気づくことが、ストレスフリーな生き方の第一歩です。
まずは「いいとこ」に対する感度を上げるトレーニングから始めましょう。

身近な「いいこと」を探してみよう

「だれかに悪口を言われている気がする」「みんなに無視されているのでは」など、何かの拍子に、このように感じてしまったことがあるのではないでしょうか。

 あります！　ストレスが溜まっていると、
人の何気ない様子に悪意を感じたりします。

　できれば悪意を感じなくて済むような世の中に変わってほしい、でも無理……。ところがそれがある程度できてしまうのです。世の中は変えられませんが、自分の「世の中」イメージは変えられます。危険で悪意にあふれているように思える世の中を、「それほど危険ではなく、悪意もあまりない」ものと感じられれば、心と体の緊張も緩みます。そのためには、意識的に心地よい刺激（快刺激）を感じる練習をしておくとよいのです。「いいとこ探し30」は、そのためのトレーニング方法のひとつです。

　やり方は非常に簡単です。**自分自身や身のまわりの、よい部分を30個見つけだすだけです。**はじめはなかなか30個も見つけられないかもしれませんが、些細なことでもいいので、とにかく挙げてみてください。慣れないうちは、10個から始めてもよいでしょう。

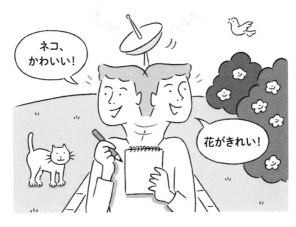

〈幸福感の感度を上げる〉

「いいとこ探し」のクセをつけよう

この「いいとこ探し30」は、朝晩などに定期的にやることで、意識のクセがつき、幸福感を受け取りやすくなります。

 先生、僕もやってみたんですけど、
嫌なところはいくつでも挙げられるのに、
よいところってなかなか挙げられないものですね。

そうなんです。人は普段でも、快感情よりも不快感情に敏感になります。その少しの誤作動を、いいとこ探しで修正していくのです。

ただ、**ストレスが強いときは、いいとこ探しが、自分でびっくりするぐらいできなくなります。**

ストレスがかかっているときは、悪いところを見るほうが正しい反応なのです。ですから、うまくいかないときは、トレーニングをやめて、自覚できないストレスが溜まっているのだな、と気づくだけでよいのです。

失敗はチャンス！
「マジカル40」の考え方

失敗はだれだって怖いものですが、失敗のとらえ方（イメージ）を少し変えるだけで結果が変わることもあります。失敗をチャンスと考えてみましょう。

失敗はストレスを自己嫌悪につなげる

　どんな人でも、失敗したことは一度や二度、いや、数えきれないほどあるものです。そして、失敗で挫折感を味わい、自信を失いかけたこともあるのではないでしょうか。

　ストレスケアについても、ストレスからの回復がうまくいかず、「失敗した」と感じてしまうと、今のストレスの上に、「自分はダメだ」と自己嫌悪も重なってきます。

僕もそうでした！
ストレスも減らせない自分は
本当にダメだと思っていましたから……。

　ストレスケアに限らず、何かに失敗したときには、これからお話しする「マジカル40」を思い出してみてください。

40回の失敗が成功を生む

「マジカル40」とは、**40回失敗しなければ、何事も無意識にできるようにはならない、という考え方**です。言い方を変えれば、40回失敗すれば、大概のことは習得できます。それだけ失敗は「マジカル」なことなのです。

　人は可能性のかたまりです。「できるようになりたい」「変

わりたい」と思えば、自分が思う以上にできるようになり、変わることができます。しかしそのためには、学習が必要です。学習とは、何度もくり返し経験し、態度や行動を身につけていくことです。

　そんなくり返しには、必ず失敗が含まれます。失敗をすることで、「今度はこれに気をつけよう」「こうすれば失敗しないだろう」といった学びが生まれ、成長し、いろんな事が自然にできるようになるのです。

「失敗と書いてせいちょう（成長）と読む」。これは元プロ野球選手・監督で、「ノムさん」の愛称で親しまれていた野村克也さんの言葉です。これこそまさに「マジカル40」の考え方といえるでしょう。

失敗はチャンスなのです。「あと39回失敗したらできるようになる。この失敗がその第一歩だ」と考え、コツコツと取り組み続けてみましょう。まさに「継続は力」です。

〈失敗はチャンスと考える〉

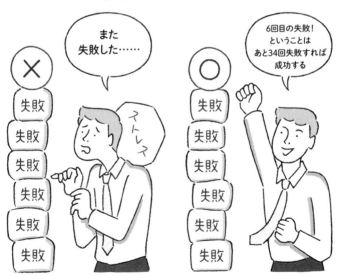

「どっちにする？」でストレスを溜めずに「7対3でいこう」

「7対3」は、脱・完璧主義の考え方。選択課題では、100点の回答はバランスが悪い。ベストバランスは、7対3なのです。

選択はストレスになる

　AかBかの選択の場面では簡単に決められず、ストレスを感じやすいものです。決められないのは、2つの心があるから。対立はするけれど、どちらも大切なあなたの心。どちらかにピシッと決めるのがかっこいいと思うかもしれませんが、それでは選択されなかった心を無視することになります。**大切な自分の気持ちを無視することは、自己否定になります。**すると、決めたあとで、今度は後悔がやってきやすいのです。

たしかに、どちらを選んでも後悔しそうで……。

　そうなんです。どちらかを選んだとしても不都合に目が行くものです。「本当はこっちよりもあっちがいいのでは？」と考えて決められず、さらにストレスが溜まってしまいます。そのうえ、決断力がない自分が嫌になり、さらにストレスの状態が悪くなることもあるのです。

「7対3」の行動を自分で決める

　自己否定にならないような選択をするためには、バランスをとった折衷案を作るといいのです。まず、とりあえずAかBのどちらかに決めています。選んだあとの具体的なイメージ

はせず、どちらの選択肢に対する気持ちが大きいかで決めるようにします。**もしAに決めたとしても、Aだけに目を向けず、Bも無視しないようにします。Aが7、Bが3の割合で満たせるような行動を、自分で決めましょう。**

たとえば、ストレスで仕事を「休む」または「休まない」で悩み、「休む」を選んだとします。このときに、**100%仕事を休むのではなく、「休む」が7、「休まない」が3になるような行動を探すのです。**1週間のうち2日だけは仕事をするようにしてもいいですし、1日の仕事時間をこれまでの3割程度に抑えてもいいでしょう。

どんな選択でも、100%の正解はありません。不満は必ず出てきます。この現実を認めて不満にとらわれず、「総合的に自分で考えて、自分で選択した無理のない行動をとっている」と感じられるように、「7対3」でできる行動を自分で決定しましょう。そして行動してみて、また修正をする。こうしてすべての心が納得するバランスを見つけていくのです。

〈7対3で選択のストレスが減る〉

AとBどっちにする?

Aだけを選ぶ

Aを選びながらもAは7、Bは3になるようにする

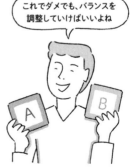

本当はBのほうがよかったかも

失敗したらどうしよう

これでダメでも、バランスを調整していけばいいよね

気がかりを減らして自信を回復する「フォーカシング」

「フォーカシング」は、体の感覚を活用して心の引っかかりを取り除く、カウンセリングの技法のひとつです。

フォーカシングで「気がかり」に気づく

人間は「重要だ」と思えることに集中すると、ほかのことは見えなくなってしまう――これは第1章でお話ししましたね。ストレスを抱えたときも、「これがストレスの原因だ！」と思い込むと、対処に終始してしまい、それ以外のことは「気がかりだな」程度にしか思わなくなります。しかし、その気がかりが、次第に大きなストレスに発展することもあるのです。

じつは**ストレスケアにおいては、「気がかり」レベルのものに目を向け、対処していくことが大切**です。小さなことにひとつひとつ対処していけば、心の引っかかりがなくなって楽になるだけでなく、「自分はささいな問題にもきちんと対処ができるのだ」と自信を回復することもできます。

ちなみにみなさんは、「気がかり」なことを今すぐに思い浮かべられますか？

うーん……。
すぐには思い浮かばないですね。

「気がかり」レベルのことは、小さいこと・些細なこととして考えられがちなので、なかなか思い浮かべられないものです。そこで、この「気がかり」を意識し、対処していく方法である「フォーカシング」をご紹介しましょう。

〈フォーカシングのやり方〉

①気になっていることを思い浮かべる

「気がかりだな」と思う程度の、軽いものを思い出しましょう。同時に複数のことを思い浮かべても大丈夫です。

②ひとつだけ選び、その場面をくわしく思い出す

「どんなことをしていたか」「だれといたか」「何が見えていたか」など、詳細に思い出してみましょう。

③思い出した感覚や気分を言葉にする

②で、くわしく思い出すと、体の内部で生じる何らかの変化を感じられることがあります。「おなかが重い」「喉が苦しい」など……。この感覚を「フェルトセンス」と呼びます。

④フェルトセンスに名前を付ける

③で感じたフェルトセンスは、どんな視覚（形、色、大きさ）、聴覚（音）、体感覚（重さ・温度）ですか？　たとえば「ネコみたいにやわらかくてあたたかい」などと表現してみます。それらをヒントに、そのフェルトセンスにぴったりくる名前を付けてあげましょう。名前がぴったりくると、フェルトセンスが変化することが多いのです。

⑤フェルトセンスに質問する

フェルトセンスに「私に何を伝えようとしているの？」と問いかけてみましょう。返事は言葉だけでなく、イメージや感覚でも返ってきます。焦らず、ゆっくり待ちます。返事を受け取れたら、「ありがとう」とお礼を言いましょう。返事がなかったら、「またくるね」とあいさつをして終わりにします。

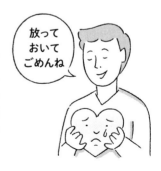

放っておいてごめんね

「心をほぐす4つのストレスケア」

のまとめ

☐ 自分自身や身のまわりのよい部分を、30個見つける「いいとこ探し30」で、幸せを実感できるクセをつけよう。

☐ 何かを習得するには、大きな失敗を40回はしなければならないという考え方。数回程度の失敗で「できない自分」と感じる必要はない。

☐ 選択でまよったときには、「7対3でいこう」を合言葉にして決断し、選ばなかった選択肢を含めた行動を考えよう。

☐ どのようにストレスに対処すればいいかわからないときは、「フォーカシング」で、隠れている自分の気がかりに気づこう。

この章でご紹介した方法は、
比較的元気なときに取り組んでください。
疲労とストレスが溜まっているときには、
休養を優先してくださいね。
すべてに取り組まずとも大丈夫です。
できそうだと感じたものから
始めてみてください。

はい、わかりました！

3

ストレスを
生み出すココロと
カラダのしくみ

ストレスが生まれるしくみをご存知ですか?
おそらく、知らない方も多いのではないでしょうか。
しかし、ストレスがどのように生まれるかがわかれば、
自分のストレスを客観的に見ることができ、
ストレスへの正しい対処が自然と見えてくるのです。

相談者

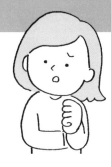

鈴木アヤカ(34歳)
仕事や家事、育児などで毎日いっぱい
いっぱいで、日々ストレスを感じている。ど
うにかしてこのストレスを減らしたい、楽に
なりたいと思っている。

ストレスってどうやって
生まれるんですか？

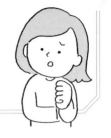

　カウンセリングに訪れた私は、下園先生に焦ったように切り出した。60分だけのカウンセリング時間を、無駄にしたくない気持ちはあった。

　しかしそれよりも、1秒でも早くこのストレス状態から抜け出したい——その一心だった。

　仕事、育児、家事……。毎日がバタバタでストレスまみれの私としては、今すぐこの状況から抜け出したかったのだ。

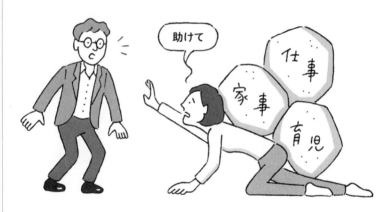

 とても、おつらそうですね。ただ、残念ながら、ストレスを完全になくすことは難しいです。

 それは知っています。でも、少しでも楽になれる方法はありますよね？

　少しキツい言い方になっていることはわかっていた。夫からもよく「もう少しやさしい言い方はできないの?」と言われているけど、焦るとどうしてもこんな口調になってしまう。

　それでも、やっぱりキツい言い方だったかな……と反省していたら、先生が「そうですねぇ」と話し出した。

それでは、まずはストレスが生まれるしくみについて、理解してみませんか?

……いいですけど……。
それでストレスが減るんでしょうか?

ストレスのしくみを知れば、自分のストレスを客観的に見ることができるようになります。
すると、ストレスへの対処の方法が、自然と見えてくるものですよ。

つまり……、
「敵を知れ」ってことでしょうか?

　私が身を乗り出すと、先生は大きくうなずきながら、にっこり笑った。

果たしてストレスが敵かどうか、ということも、この際きちんと考えてみましょう。

　何だか納得できない気持ちを抱えながらも、私は先生の話を聞くことにした。

人間の「複雑さ」が ストレスを複雑にしている

ストレスは「複雑」です。なぜ複雑なのかといえば、ストレスを生み出す人間の脳のしくみが複雑だからなのです。

ストレスの複雑さ＝脳の複雑さ

さて、ここからはいよいよ、ストレスの「正体」についてお話ししたいと思います。

第1章でお伝えしたように、**ストレスは、自分の外側にある要因を取り除き、ストレス解消をすれば解決できる、といった簡単なものではありません**。それは、ストレスの発生・拡大・蓄積のしくみが、とても複雑だからです。しかもこの「複雑さ」が、ストレスからの回復を困難にさせています。

この複雑なしくみは、過酷な環境における進化の中で、人間が獲得してきたものです。

〈複雑さを生み出す前頭前野の働き〉

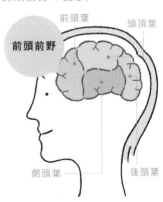

前頭前野が
かかわっていること

- 考える
- 行動や感情を
  コントロールする
- コミュニケーションをとる
- 記憶する
- 応用する
- 集中する
- やる気を出す

前頭葉
頭頂葉
前頭前野
側頭葉
後頭葉

複雑さは前頭前野が生み出している

　人間の進化でもっとも特徴的なのは、脳の発達です。

　脳は大脳・小脳・脳幹の3つから構成され、その中でも大脳が全体の重さの80%を占めています。さらに大脳は4つの領域に分けられ、その1つである前頭葉の大部分を占める前頭前野は思考や判断、感情、行動力など、人の活動の主要な部分にかかわっているのです。

　この前頭前野の働きによって、人間は思考や感情を豊かに生み出せるようになりました。何かの刺激に対して、単純に驚いたりおびえたりするだけでなく、「これはどういう刺激だろうか?」と考え、「ここでおびえずに冷静になろう」と反応や行動を判断することができます。これはほかの動物にはない、人間特有の大切な機能です。

　動物なら、怖いときには「怖い」という
　反応しかできないけど、
　人間は「怖いけど面白い」とか
　「怖いからこそがんばろう」
　という反応ができるんですね。

　そのとおりです。物事に対する反応が、動物ならばA→B→C……と順番に進むものが、人間の場合はAのあとにB以外のさまざまな選択肢があり、さらにその先にはC以外の選択肢があり、どんな反応を選ぶべきかを状況に合わせて判断しているのです。

　そんな**複雑なしくみをもつ人間から生まれるストレスも、必然的に複雑になります。**それはストレスが、この大脳の前頭前野の働きから生まれているためです。

ストレスは2つの
苦しみから生まれる

ストレスは苦しみそのものです。その苦しみは、「不快感情の苦」と「エネルギー苦」という、2つの苦しみの複合体です。

ストレスは苦しみそのもの

現代人のストレスの中核は疲労である、ということは1章でお伝えしました。

しかし、「疲れた」と感じたからといって、すぐにストレスが生まれるわけではありません。疲労からストレスが発生するしくみも、これまた「複雑」なのです。

そこでここでは、疲労からストレスが発生する際の最初の段階である、「苦しみ」の発生についてお話ししましょう。

私たちは、大きく分けて2種類の「苦しみ」を感じながら生きています。「不快感情の苦」と「エネルギー苦」です。 私たちが「ストレス」を感じるのは、言い換えれば、この2つの苦しみを感じているときです。

えっ！ ストレスって、
単純に「ストレス」という存在ではなく、
大きく分けて2種類あるってことですか？

そうなんです。2種類のストレスは、それぞれケアの方法が異なるのです。これだけでも、ストレスは複雑であり、そう簡単に解消できるものではないと、理解していただけるのではないでしょうか。

「不快感情の苦」と「エネルギー苦」

2つのタイプの「苦しみ」のうち、**「不快感情の苦」は、怒りや不安、焦り、痛みといった嫌な感情（不快感情）による苦しみのこと**です。

たとえば、だれかの言動に腹が立ったあとで、その怒りがずっとくすぶり、嫌な思いを抱き続けたことはありませんか？そんな「くすぶる」状態も、「不快感情の苦」のひとつです。

一方、**「エネルギー苦」は、飢えや睡眠不足などから生み出される、エネルギーの減少にともなう苦しみです。**こちらは「空腹だ」「疲れた」「眠い」などと、実感しやすい苦しみです。豊かな時代に生きる私たちにとっては、あまり関係のない苦しみのように思えますが、じつは、現代人のストレスに大きくかかわっています。

〈ストレスを生みだす2種類の苦しみ〉

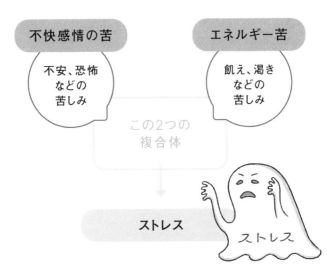

不快感情の苦

不安、恐怖などの苦しみ

エネルギー苦

飢え、渇きなどの苦しみ

この2つの複合体

ストレス

ストレス

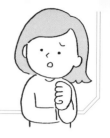

「不快感情の苦」が
ストレスの
ひとつなんですか？

「不快感情の苦」について教えてください

　ストレスは、2種類の「苦しみ」が組み合わさった存在だった。しかもその「苦しみ」の名前が、「不快感情の苦」と「エネルギー苦」……。うーん、難しい言葉が出てきて、ちょっと頭が混乱してきたような……。

　いや、こんなことでくじけてちゃダメ。ストレスをなくすためにも、しっかり理解しないと。

　そう思いながら私が必死にメモをとっていると、先生が「2種類の苦しみについては、個別にくわしく説明しましょう」と微笑んだ。

「不快感情の苦」も「エネルギー苦」も、
どちらも「苦しみ」なのですが、
性質は異なりますからね。

じゃあ、両方を一度になくしたり、
減らしたりということは無理なんですね。

そうなんです。この本質を理解しないと、
きちんとした対処ができないのです。

　先生に言われて、私は大きく頷いた。たしかにそのとおりだ。原因が違えば、当然その対処も違うだろうということは、私にもわかる。

だったら、「苦しみ」についても、ひとつひとつていねいに理解すべきだと思った。

 先生、まずは「不快感情の苦」について
教えていただけませんか?

 わかりました。では、「不快感情の苦」について、
くわしくお話ししていきましょう。
「不快感情の苦」の大きな特徴は、目の前に迫る
命の危機に対応したものだ、ということです。

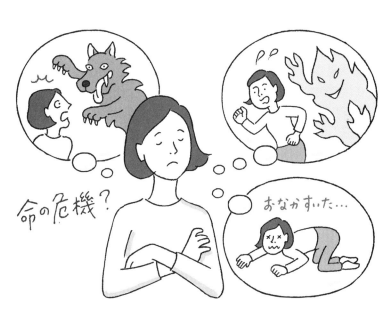

命の危機? 現代に生きる、しかも平和な日本で暮らす私たちに、日々そんなものが発生しているとは思えないけれど。
……いや、何でも否定的に考えるのはよくない。まずは先生の話をよく聞いてみよう。

「不快感情の苦」は身を守る行動を引き出している

2種類の「苦しみ」のうち、「不快感情の苦」は、目の前に迫る危険から身を守る行動を、私たちが自主的にとれるように導くものです。

感情は行動の判断基準

さてここからは、2種類の苦しみのうち、「不快感情の苦」についてお話ししましょう。

まずは、「不快感情の苦」のもととなる、「不快感情」とは何でしょうか？　その名のとおり、不快な感情のことです。不安や恐怖、緊張、焦り、痛みなど……。考えるだけでも、まさに不快になりそうなものばかりですね。

これらの不快感情は、私たちの中に原始人だったころから存在していました。もちろん、うれしさや楽しさといった心地よい感情（快感情）もいっしょにです。 そしてどちらの感情も、「好ましいもの」と「危険なもの」を察知して、適切に対応するための役割を果たしていました。

 えっ！　感情って、ただ喜怒哀楽を表すものではないんですか？

そうなんです。では、そのルーツを探るために、再びタイムマシンで原始時代まで戻ってみましょう。

当時の原始人のまわりには、マンモスのような猛獣や悪天候、天変地異などの危険がたくさん存在しました。しかし彼らには、現代のように身を守る術は十分にありません。そこで、

さまざまな知覚を用いて、目の前に現れたものを分析し、行動を決める必要がありました。

よく観察したうえで、「好ましいものである」と判断すれば、「おいしそう」「楽しそう」などの快感情を起こし、目の前のものへと前進していったのです。 これが原始人を、獲物や素敵な異性に向かわせる原動力となっていたのです。

不快感情＝危険なものから遠ざかりたい気持ち

では、知覚を用いた観察と分析の結果、反対に「危険である」と判断した場合はどうでしょう？　そのときは、「怖い」「逃げたい」といった不快感情を起こさせるのです。そうすれば、目の前の敵から距離をとる行動を選んだり、危険から逃げたりすることができます。

このように、**感情はもともと「好ましいものなので近づこう」とか、「危険なものなので遠ざかろう」とかの判断をするものであり、ひいては命を守るために存在していたのです。**

〈「不快感情の苦」が生じるしくみ〉

敵の襲撃

命の危機

死ぬかもしれないという
恐怖や不安
逃げたい気持ち
（不快感情）

ストレスを感じる（不快感情の苦）

戦おう or 逃げようなどの行動へつながる

「不快感情」は 疲労によって拡大する

疲れているときには不快感情が発生しやすくなり、ストレスの原因にもなります。これは、疲労を「命の危険」と見なしているためです。

疲労が不快感情の原因になる

私たち現代人にしても、いまだに感情は身を守るために活動しています。

つまり、目の前の物事に対して「好ましいものなので近づこう」「危険なものなので遠ざかろう」などの判断を、理性ではなく感情が行っているのです。

たとえば、ニコニコしている人がいれば、「機嫌がよさそうだ。話しかけてみよう」となりますし、反対にイライラしているようであれば、「怒ってるのかな。話しかけないでおこう」となりますよね。これがまさに感情のなせるわざです。

しかし、**この判断がうまくいかない場合があります**。つまり、誤作動ですね。**現代人の感情はいろんなところで誤作動するのですが、いちばん多いのが、疲労しているときの誤作動です**。ニコニコしている人を見ても、「機嫌がよさそう」とは思わず、「こっちはつらいのに、なんで笑っているんだ！」「私を笑っているに違いない！」と不快感情を引き起こし、不要な苦しみを抱えてしまいます。

疲れているだけで、どうしてそんな
間違った判断をして、
不快感情を増やしてしまうんですか？

　疲労しているということは、原始人にとっては、「弱っている」ということです。猛獣に襲われる危険性も高まりますし、仲間からも地位を奪われたり、見捨てられたりすることもあるのです。

　そんなときには、「楽しい」などの快感情は不要です。とにかく不快感情を強力に発動させ、安全や地位を守るための行動に導こうとします。

　つまり、疲れているときに、不快感情が出やすくなるのは当たり前なのです。

　不快感情を抱き続けていると、次第にその刺激に慣れて、不快感情が小さくなることがあります。しかし、なかなか完全には消えてくれません。くすぶるのです。これも身を守るために、わずかな危険でも記憶しておこうとする、人間の機能のひとつといえるでしょう。

〈疲れると「不快感情」が出やすい〉

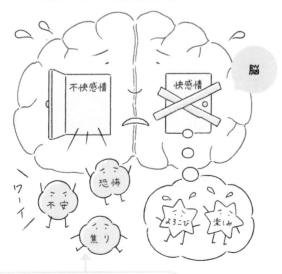

危険信号を敏感に受け取る

自信を失うと
「不快感情」が生まれやすい

**不快感情は疲れているときだけでなく、自信を失ったときにも生まれやくなります。
しかも、不快感情が自信の喪失に加担してしまうこともあるのです。**

自信の喪失で不快感情が爆発

疲労に加えて、自信を失っているときにも、不快感情が生まれやすくなります。

第1章でもお話ししましたが、自信は「自分は今の自分のままでも十分に生きていける」という、見通しのことです。では、この自信は、どのように生まれると思いますか？

 これまでの経験の積み重ねがあってこその
自信ですよね？

そのとおりです。**自信は、かつての記憶や経験から生み出されます。**

どんな人でも、はじめてのことに対しては自信がないものです。しかし一度経験すれば、「この程度なら乗り越えられる」という自信が芽生えます。

そして、次からは似たような課題に対し「これは乗り越えられる」と判断し、落ち着いて対応することができます。これが、自信がある状態です。

では反対に、自信がないとどうなるでしょうか？

原始人の課題は命がけ。自信がないときは命が危ないとき。何かあったらすぐに回避できるように、恐怖や不安などの不快感情を総動員させて対応する必要がありました。

しかし、**現代人の課題は人間関係や明日のプレゼン。自信がなくても、最悪、殺されることはありません。**現代人にとって、**原始人的不快感情はだいたい誤作動なのです。**

〈自信は「できる」「できない」の判断基準〉

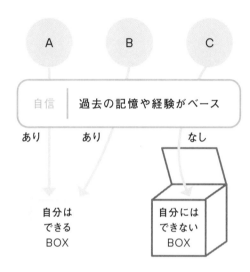

ストレスが陥らせる「無限ループ」

経験を積み重ねて自信をつけても、それが一気に失われてしまうことがあります。そのきっかけは、過労です。

ヘトヘトなときには、どんなにがんばっても、何もかもがうまくいかないものです。すると、「自分はできるはずなのに、どうしてできないのだろう」と自信を失ってしまいます。たとえこれまでに、いくつもの困難や問題に立ち向かってきたとしても、脆くも崩れ去ってしまうのです。

そうなると、「自分はダメだ」とさらなる自信低下を生み出し、いっそうストレスを募らせてしまう……。そんな無限ループに陥ってしまうこともあります。

「不安」は手ごわい
不快感情のひとつ

不快感情の中には、すぐになくなってしまうものと、そうでないものがあります。残り続けるタイプの不快感情は、多くの人のストレスの原因になっています。

「不安」はやっかいな不快感情

　不快感情は、私たちを守ってくれているものの、現代人にとって誤作動を起こしやすいので、ていねいにケアしたいものです。その中でもとくに不安は取り扱いが難しいのです。「不安」が手ごわいのは、その持続性が原因です。同じ不快感情でも、一瞬で終わるものと、長く続くものがあるのです。

　不快感情の中でも、通常「驚き」や「恐怖」はそれほど持続するものではありません。 これらの感情の対象となるものが目の前から去ってしまえば、治まってしまうからです。

　反対に、持続性のある不快感情の代表が「不安」です。 その理由は、「不安」の内容のあいまいさにあります。

　では、ここで質問です。「不安」という感情は、どのようなものだと思いますか？

　うーん、本当はありもしないことに、
　ずっとおびえているような
　落ち着かないような……。

　そうですね。**不安は、原始人的には、将来の危険を予測するための感情なのです。**

　危険の兆候を探し出し、そこから破局的な事態になる可能性をはじき出し、必要な行動を取らせる。それが、不安の役

割です。

　これが、現代人の課題にも働くのです。**小さいことでも、「も
し、こうなったら」と考え続けさせ、なぜか焦って、夜も眠れ
なくなる。その間、頭も体も緊張が続くので、私たちは次第
に疲弊してくるのです。**

〈同じ「不快感情」でも持続性が違う〉

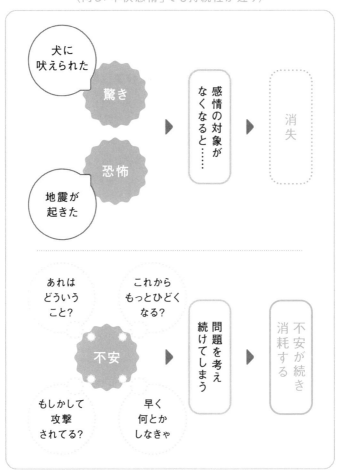

「エネルギー苦」って
どんな苦しみですか？

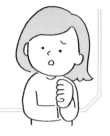

現代人にとっての「エネルギー苦」とは？

　先生の話を聞いて、私は思わず唸ってしまった。感情が、危険から守る行動に導いていたなんて、初耳だったからだ。

　私がやたら焦ったり、せっかちになったりするのも、目の前の仕事や家事を「身の危険」と感じているからかもしれない。「これを終わらせないと大変なことになる」と、いつも不安を抱えているから。

　あと、疲れすぎているのも原因かもしれないけれど……。

　でも、話はこれで終わりじゃない。もうひとつの「苦しみ」についても理解しないと。

　そう思い、私は先生をじっと見た。

先生、もうひとつの「苦しみ」である
「エネルギー苦」についても、
ぜひ教えてください。

わかりました。次は、「エネルギー苦」に
ついてお話ししましょう。
ちなみに、「エネルギー苦」と聞いて、
どんな苦しみを想像しますか？

「エネルギー」と名前についているので、
やっぱりエネルギーの増減に関係が
あるんですか？

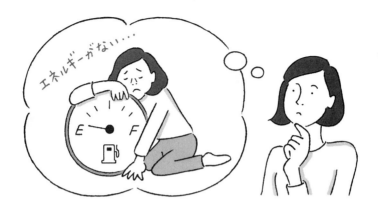

そのとおりです。人間にとっての、
エネルギーが減るうえでの苦しみのことです。
じつは、これまでもちょくちょく出てきた
「疲れ」と非常に関連が深いのですが、
もともとは、飢えや睡眠不足から発生する、
わかりやすい苦しみだったんですけどね。

……ということは、今は違うのですね?

ええ、そうなんです。

　たしかに、私たちが飢えで苦しむことは少ないし、睡眠不足も眠ればある程度解消できるからそれで苦しむことはほとんどないはずだ。だとしたら、いったいどんな苦しみなんだろう?思わず考え込んでいたら、先生が付け加えた。

しかも「エネルギー苦」は、「不快感情の苦」
よりも気づきにくいのが特徴なのです。

ストレスのもうひとつの 要素である「エネルギー苦」

本来「エネルギー苦」は、飢えなどによって感じられるものでした。しかし私たち現代人にとっての「エネルギー苦」は、異なった形で感じられるものになっています。

「エネルギー苦」はエネルギーが減る苦しみ

　ストレスを構成する、もうひとつの「苦しみ」。それが「エネルギー苦」です。これは、飢えや渇き、疲れ、睡眠不足などから生まれる苦しみのことです。名前のとおり、エネルギーが減り、命の危険を感じることで発生します。

　エネルギー苦は、現在のように食糧が豊富ではなかった原始時代には、飢えの苦しみとして頻繁に起こっていました。

　では、私たち現代人にとってはどうでしょうか？　食糧があふれる現代においては、エネルギー苦から解放されたように思えますが、そうではありません。

〈「エネルギー苦」が生じるしくみ〉

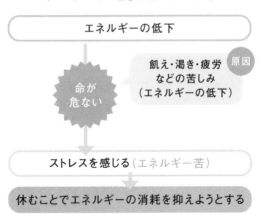

エネルギーの低下

飢え・渇き・疲労
などの苦しみ
（エネルギーの低下）　**原因**

命が
危ない

ストレスを感じる（エネルギー苦）

休むことでエネルギーの消耗を抑えようとする

　私たちの中に、エネルギー状態を計測できるメーターがあると考えてみましょう。このメーターは、原始人だったころから私たちの中に存在するため、「エネルギーが減る＝命の危険」と見なしてしまいます。つまり、**エネルギーの減少にとても敏感で、少しでも減ろうものなら、「命の危険がある！」と判断し、すぐに苦しみを発生させてしまうのです。**

エネルギーの無駄づかいが「苦しみ」になる

 でも、私たちは飢えで苦しむことはないですし、原始人よりはエネルギーを使ってないですよね？

　そうですね。私たちがエネルギー苦を感じやすい状況が2つあります。エネルギー消耗の速度が急激なときと、エネルギーが無駄に（非効率的に）使用されているときです。

　とくに「これって無駄だよな」と感じる作業では、エネルギーが不必要に奪われているというイメージから、エネルギー苦が発生します。

　がんばってやったことに評価や感謝をしてもらえないと、身も心もぐったりとしますよね。それが「つらい」「心が折れそう」といったエネルギー苦につながります。

　また、現代に生きる私たちにとってのエネルギー苦は、原始人の飢えの苦しみに比べれば、命の危険を感じるようなものではありません。しかし、エネルギー苦を感じる当人にとっては、命がかかっているようなレベルの苦しみとして存在しているのです。

　ただ、**エネルギー苦の本当の怖さは、エネルギー苦を「感じられない」場合が多いということなのです。**

「エネルギー苦」は「不快感情の苦」よりも感じにくい

2つの「苦しみ」には、私たちの感じ方に違いがあります。「エネルギー苦」は「不快感情の苦」に比べると気づきにくく、蓄積しやすいのです。

「エネルギー苦」の落とし穴

　ここまでお話ししたように、「エネルギー苦」は私たち現代人にとって、重要な苦しみとして存在しています。しかし、「不快感情の苦」と比べると、なぜか意識されにくいのです。

　この2種類の「苦しみ」の違いを、もう一度考えてみましょう。一つめの「苦しみ」である不快感情の苦は、押し迫った命の危険に反応して生まれるものです。いきなり猛獣に襲われたとか、まわりを炎に囲まれたといった危機的な状況のときに、（原始人にとって）効果的な対処を即座に選べるように、怒りや焦りなどの不快感情が苦しみとなって発生します。

　一方、二つめの「苦しみ」であるエネルギー苦は、本来は飢えや睡眠不足などから引き起こされる苦しみです。たしかに空腹や眠気に耐えるのはつらいですが、対処しなくても今すぐに死ぬことはありません。原始人にとっては、空腹より目の前にいる猛獣への対応の優先順位が高いのです。

　さらに、エネルギー苦そのもので消耗される実際のエネルギー量は、あまり多くありません。

　不快感情の苦では、さまざまな感情が湧き起こり、ひたすらエネルギーを消耗します。しかしエネルギー苦では、空腹や眠気が起こると体の活動自体が縮小するので、エネルギーを消耗しにくくなるのです。

じゃあ、エネルギー苦はあまり
気にしなくてよさそうですね。

　じつは、そこがエネルギー苦の落とし穴なのです。意識しにくく、エネルギーも大して減らないエネルギー苦を無視していると、ジワジワとエネルギーが消耗し続けていきます。そして気づいたときには、**エネルギーが枯渇してエネルギー苦が増え、ストレス状態に陥ってしまいます。**

　このように**意識しにくいエネルギー苦は、いわば「忍び寄るストレス」ともいえるのです。**

〈2つの「苦しみ」の違い〉

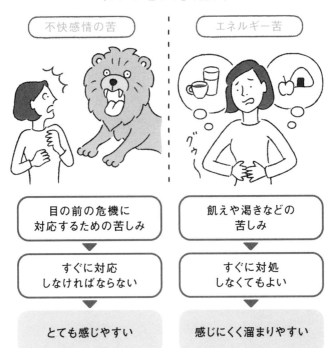

不快感情の苦	エネルギー苦
目の前の危機に対応するための苦しみ	飢えや渇きなどの苦しみ
すぐに対応しなければならない	すぐに対処しなくてもよい
とても感じやすい	感じにくく溜まりやすい

ストレスのカギは
「脳」の疲労
なんですか？

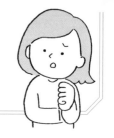

「苦しみ」の原因は心？ それとも体？

　ストレスを構成している、2種類の「苦しみ」。どちらも身に覚えがある「苦しみ」だった。

　私はせっかちで、焦ったりイライラしたりすることが多く、「そんな自分はダメだ」と考え、勝手に自分で傷ついていることが多い。それに、家事をやっていても「これって本当に必要な作業なのかな？」と思ってしまい、心がずしんと重くなることもある。そして、そんな「苦しみ」が、自分を傷つけているのもよくわかる。

　体は傷ついているわけじゃないけど、なんだか心にグサグサとナイフが刺さっているような……。

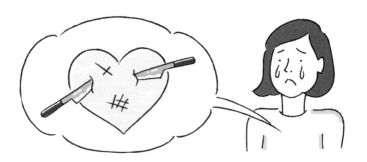

　そこまで考えたとき、ふとひとつの疑問が浮かんだ。

 　先生、よく考えたら、
　どちらの「苦しみ」も私たちの頭が
　作り出しているものですよね？

そうです。2つの「苦しみ」は、
私たちの脳が生み出しています。
では、なぜ「苦しみ」が脳から
生み出されるかわかりますか?

うーん……そうですね……。

　私が思わず考え込むと、先生が「では、ヒントをひとつ差し上げましょう」と言った。

私たち人間を、体と脳に分けたとしたら、
どちらがおもに「人間」としての
役割を果たしていると思いますか?

そうですね……。人間はほかの動物より
知能が高いので、脳でしょうか?

そのとおりです。大脳を大きく発達させた
人間は、どうしても体よりも脳を優先して
使ってしまいます。
そうなると、脳が疲れることもありますよね。

……ということは、
ストレスの原因となる疲労は、
脳で起こっているということですか?

そうなんです。脳の疲れによって、
脳が「苦しみ」を生み出している。
それが2種類の苦しみの正体です。

ストレスが溜まるといくつ もの不快感情が立ち上がる

ストレス状態になると、イライラや不眠など、いくつもの反応が同時に生じます。
これは複数の不快感情が一斉に発動してしまうためです。

不快感情の数だけストレス反応が出る

イライラやモヤモヤ、もの悲しい気持ち、不眠、体の不調
などなど……。ストレスが溜まると、さまざまな反応が現れま
す。しかも、これらのうち、たったひとつだけが現れることは
ほとんどありません。必ずいくつかの反応が組み合わさって
出てきます。これには理由があります。

ストレスで生じる症状の多くは、不快感情の発動を原因に
しています。

しかも、**不快感情はひとつだけでなく、いくつも同時多発的
に生まれるため、それにともなった反応も複数発生してしまい
ます。さらに困ったことに、中には相反する動きに導く反応も
あるので、対処がしにくいのです。**

不快感情って、そんなにいくつも同時に
起こるんですか？　腹が立ったときは、
怒りしか感じないと思いますけど。

たしかに元気なときには、「腹が立つから怒る」「ひどいこ
とを言われて悲しい」と、ひとつの刺激に対して、ひとつの
不快感情だけを生み出すだけで済む場合があります。

しかし、疲労が溜まって過敏になると、そうはいきません。
腹の立つことがあって怒ったとしても、それでは終わらず「相

手が自分を悪く思っているのでは」と不安になったり、「自分が悪かったのでは」と自己嫌悪に陥ったりと、感情がせわしなく動き、いくつもの不快感情が生まれます。

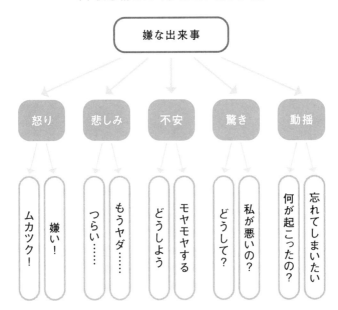

〈不快感情は同時多発的に生まれる〉

嫌な出来事

怒り → ムカツク！　嫌い！
悲しみ → つらい……　もうヤダ……
不安 → どうしよう　モヤモヤする
驚き → どうして？　私が悪いの？
動揺 → 何が起こったの？　忘れてしまいたい

うつとは不快感情が一斉発動する状態

　たとえばうつ状態になると、怒りや焦りなど、活動（対処）を求める感情と同時に、あきらめや悲しみなど、動かないことを求める感情も沸き立ちます。これが「アクセルを踏みながらブレーキをかけているよう」と表現される苦しみです。

　現代人のストレスの主体は、疲労。

　気づきにくい疲労が蓄積して、エネルギー苦だけでなく、不快感情も一斉に発動する苦しみが加わるのがうつ状態。だから、死にたくなるほどの苦しさが生じるのです。

感情の動きで
脳が疲労する

感情を頻繁に動かすことで、私たちはとてつもないエネルギーを脳で消費しています。そのため、脳が疲労状態に陥ってしまうことがあるのです。

「感情の動き」で疲れている現代人

「感情労働」という言葉をご存知ですか？　これは、看護や介護など、相手の感情をくみ取る必要のある労働のことです。

　この感情労働に従事している人たちは、感情面・精神面で疲労感を抱えやすいといわれています。それは、**「感情を動かす」という脳を使う作業が、現代人にとっては肉体労働よりもエネルギーを消費しやすいからです。**

というこは、ストレスで不快感情を
いくつも立ち上げてしまうと、
それでまた脳が疲労してしまうのでしょうか？

　そのとおりです。不快感情をたくさん生み出すことで、日々クタクタになっているのが、私たち現代人です。

脳の疲れは感じにくい

でも、私は「脳が疲れているな」なんて、
感じたことはないですけど……。

　それは、私たちの中にある、疲労を監視するシステムのせ

いといえます。

　人間は脳を発達させることで進化しました。全体的機能としてみれば、「脳>体」という図式になります。

　しかし、「疲労の感知」という点で見ると、「脳<体」と、体に軍配が上がります。**脳のエネルギー消費を監視するシステムは、進化の中でまだ十分に発達しておらず、人間は脳の疲労をなかなか感じとることができないのです。**

　脳のエネルギー消費に気づけない私たちは、脳の疲労が蓄積しても、使い勝手のいい脳を動かし続けてしまいます。そしてかなりの疲労状態になったときに、ようやく命の危険を感じ、不快感情を爆発させ、行動にブレーキをかけようとします。ところがこの不快感情がエネルギーをとても使うブレーキなのです。そこで行動が止まればいいのですが、行動を続けてしまうと、あっという間にうつ状態になるのです。うつ状態は脳の強制終了といえます。

〈脳と体、どっちがすぐれている？〉

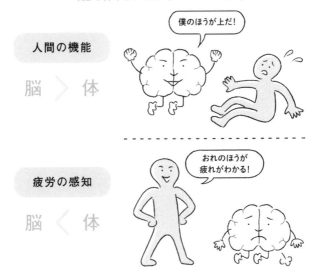

ストレスがあとから
押し寄せてくるのは
なぜですか?

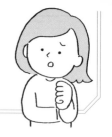

　体よりも脳が疲れるというのは、実感として理解できる。週末に家族で登山をしたら、体はクタクタになっても、次の日には治っている。だけど、仕事で取引先に気をつかったときには、何日も気分がモヤモヤしてしまうから。

　そして、そんな脳の疲れがストレスにつながることも、納得できる。しかも、そんな疲れやストレスは、仕事の真っ只中には感じられずに、なぜかあとからドッと押し寄せてくる。これって、どうしてなのかな?

　そのことを、先生に訊いてみることにした。

 先生、ストレスや疲れって、
あとからいきなり押し寄せてくることが
多いんですけど、それってどうしてですか?

 私のクライアントさんでも、
そうおっしゃる方は多いですね。
じつは最初の段階から、ストレスも疲れも
存在しているはずなのですが……。

 でも、私の場合だと、大変な仕事を
完了させたあとに、身体的な疲れが
ドッときたりします。

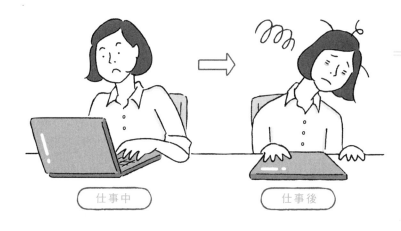

|仕事中| |仕事後|

ということは、
鈴木さんは体力には
自信のあるほうなんですね。

は、はい。そうです。
どうしてわかるんですか？

体力に自信がある人は、身体的な疲れを
認識しにくく、ほったらかしにしやすい
傾向があるんです。

えー！
それってどうしてなんですか？

それは、私たちの中にある
「苦しみのプログラム」というしくみが
関係しているんです。

疲労を感じなくさせる「苦しみのプログラム」

第1章でも解説したように、「目の前のことに集中させる」という人間のしくみは、じつはひとつの苦しみに集中させるためのものなのです。

ひとつのテーマに集中させる「苦しみのプログラム」

　ストレスとは「苦しみ」です。その苦しみはひとつではなく、多岐にわたっています。しかし私たちは、すべての苦しみにはなかなか気づけていないものです。

　これは第1章でお話しした、ひとつのことに集中するとほかのことが小さく見えてしまうという、人間のしくみのせいです。**たくさんある苦しみの中で、ひとつだけに集中させてしまうしくみですね。これを私は、「苦しみのプログラム」と呼んでいます。**

　たとえば、「のどがカラカラ」「ごはんが食べたい」「あたたかい場所に行きたい」という3つの欲求が生まれたとき、もっとも命に影響のある、「のどがカラカラ」という欲求だけ

〈「苦しみのプログラム」のしくみ〉

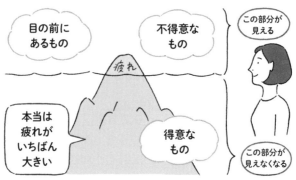

を優先し、拡大して認識させ、水を得ることだけに集中させるのです。そして、ほかの欲求を薄めてしまい、後回しにしたり、積極的に求めないようにしてしまいます。

体力のある人ほどストレスに注意を

 苦しみのプログラムは、どのように
優先順位を決めているんですか?
やはり、命にかかわることを
優先するのでしょうか?

　命にかかわることは、たしかに優先順位が高くなります。しかし、私たち現代人の日常生活では、命にかかわることなどそんなにないですよね。そんなときには、**苦しみのプログラムは、「目の前にあるもの」や「不得意なもの」に、高い優先順位を与えやすくなります。**
　反対に、自分の得意なものについては、優先順位を低くしがちです。得意なものは、とくに手をかけなくても大丈夫だろう、と判断してしまうのです。
　たとえば、人間関係が苦手でありながら、体力に自信のある人は、苦しみのプログラムが発動すると、人間関係への対処を優先してしまいます。一方、体力には自信があるので、かなり疲れていても、肉体の疲れへの認識は薄くなります。
　現代人のストレスは疲れが主因です。しかし、「苦しみのプログラム」によって、疲労には低い優先順位が与えられがちです。**とくに「体力には自信がある」という人は、「自分はこれくらいのことで疲れない」といった思い込みをもっているため、疲労を感じるタイミングを逃しやすく、ストレスが溜まりやすい傾向があることを知っておきましょう。**

「苦しみのプログラム」が ストレスの原因を誤解させる

「苦しみのプログラム」は命を守るために、最優先ですべきことに集中させるしくみですが、その対象を間違えてしまうことがあります。

「苦しみのプログラム」も誤作動を起こす

　目前の大きなこと・不得意なことに集中させてしまう「苦しみのプログラム」。このしくみは、疲労や疲労による苦しみの原因を誤解させてしまうことがあります。とくに、精神的な疲労に対してこのしくみが働くと、間違った原因を当てはめてしまいやすいのです。

　これは、苦しみのプログラムが、何らかの具体的行動をさせようとするからです。「どんな苦しみにも、必ず原因がある」という前提で、とにかく原因を追及しようとします。

　しかし、**精神的な疲労は非常にあいまいです。**「なんだか疲れる」といった、わけのわからない疲れであることが多いものです。そんな「わけのわからない」疲労感に、何事もひとつに集中させないと気の済まない苦しみのプログラムが作用すると、原因をひとつに特定して、わけがわかるようにしようとします。

　そのため、**私たちは精神的な疲労感を抱えると、ついつい原因を探そうとします。そして、じつは疲労が原因であるのに、「上司のせいだ」「自律神経が整っていないからだ」などと、原因を勝手に決めつけてしまうのです。**

たしかにそうですね。
疲れの原因を考えることはありますが、
見つかったとしても、
それで疲れがとれたことはないですから。

そうなんです。

この苦しみのプログラムの対処は、何の解決にもなりません。それどころか、間違えて特定した原因に対処したせいで、空回りしてかえってエネルギーを浪費してしまうほどです。これは、**苦しみのプログラムが誤作動を起こしている状態、といってもいいでしょう。**

〈「苦しみのプログラム」の誤作動〉

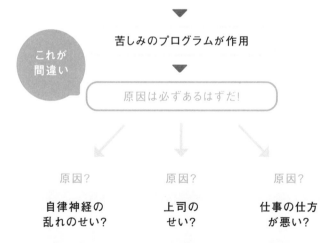

あいまいな疲労感

▼

苦しみのプログラムが作用

これが
間違い

▼

原因は必ずあるはずだ！

原因？　　　　原因？　　　　原因？

自律神経の　　上司の　　　　仕事の仕方
乱れのせい？　せい？　　　　が悪い？

苦しみのプログラムで「自分いじめ」が起こる

「苦しみのプログラム」でストレスの原因を間違えて特定してしまうと、さらにストレスが溜まり、「自分」を原因と見なしてしまうことがあります。

「決めつけ」がストレス対処を誤らせる

命を守るしくみであるはずの「苦しみのプログラム」が、結果的に私たちを苦しめるのは、その「決めつけ」がポイントです。

苦しみのプログラムによる原因の決めつけは、苦しみから逃れるために、あえて攻撃目標を設定しているようなものです。これは第1章でもお話ししましたが、目の前に「敵」を設定することで行動しやすくする、原始人の時代から続く人間のしくみのひとつです。

しかし残念ながら、現代人が設定する"敵"——つまり攻撃目標は、明らかに間違っていることが多いのです。さらに悪いことに、その攻撃目標を自分に設定してしまう人が少なくありません。「自分が悪いから苦しいのだ」と考え、自分で自分を傷つけてしまうのです。

とくに精神的な疲労が蓄積した人は、「自分のせいでこの苦しみがある」と考えやすいため、注意が必要です。

「自分のせい」は間違い

それって、精神的な自傷行為といえそうですね。
でも、どうしてそんなことが起こるんですか？

　それは、自分のせいにしてしまうのが「楽」な部分があるからなのです。今回のトラブルが自分のせいであるなら、次からは、自分が気を付けておけば、何とかなる、そう思えます。

　将来の不安にずっとおびえるより、とりあえず自分のせいにして、今の苦しさをやり過ごそうとしているのです。

　しかし、その場の不安はやり過ごせても、うっすらとした自責と自信の低下が続きます。それは、自分イメージの悪化によって、ストレスに弱くなってしまうということでもあるのです。

〈「自分のせい」になるしくみ〉

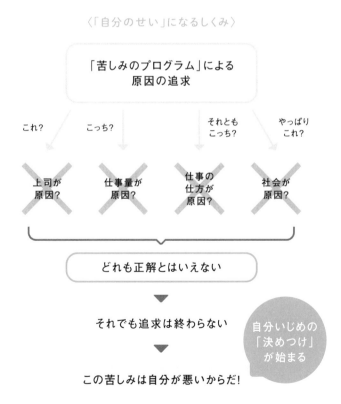

「苦しみのプログラム」による
原因の追求

これ？　　こっち？　　それとも
こっち？　　やっぱり
これ？

上司が
原因？

仕事量が
原因？

仕事の
仕方が
原因？

社会が
原因？

どれも正解とはいえない

それでも追求は終わらない

自分いじめの
「決めつけ」
が始まる

この苦しみは自分が悪いからだ！

疲れているのに
休もうとしないのは
どうしてですか？

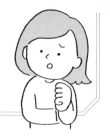

「やらなきゃいけないことがある」は勘違い？

自分で自分を傷つけてしまう——それって本当はダメなことなんだろうけど、私もよくやってしまっている気がする。

何かあると、「自分が悪いのかもしれない」と思ってしまうし、夫婦喧嘩のときも「私ががまんすればいい」と思って、その場ではがまんするけど、結局あとで怒りを爆発させてしまって……なんてことがよくある。

そんなときは、おそらくストレスが溜まっているのだから、しっかり休むべきなんだろうな。だけど、ついつい仕事を続けてしまう。「休むべきだ」とは思っているのに、どうしてできないのだろう？

でも、これって私だけじゃないのでは？　多くの人も、きっとそうなんじゃないかな？

 先生、ストレスを感じているのに、
みんなどうして休もうとしないのでしょうか？

 そうですね。なぜだと思いますか？

 仕事や家事とか、
やらなくてはいけないことがたくさんあって、
なかなか休めないからですよね？
休んでいられないというか……。

そうですね。
多くの方が、鈴木さんと同じようなことを
おっしゃるのですが、じつはそれは
「しがみつき」なんです。

しがみつき？ コアラが木につかまっているみたいに、私も
みんなも、仕事や家事にしがみついているということ？

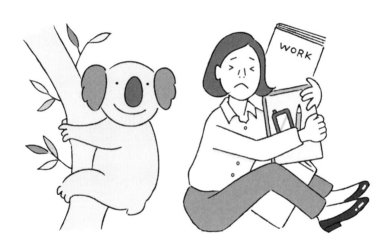

私が首をひねると、先生は内緒話をするように、少しだけ
声をひそめた。

じつは、ストレスが少なくなると、
たいがいのものは手放せる
ようになるのですよ。
たとえそれが大切な仕事や
大事な人間関係であっても、です。

粘り強さ・がまん強さが「しがみつき」になる

何かと理由をつけて、ストレスのある状況にしがみつく人は多いものです。ストレスを増やしているのは、そんな「しがみつき」が原因かもしれません。

「しがみつき」の裏にある気持ちに気づこう

ストレスの中核は疲労です。ストレスをケアするには、まずは疲労状態から回復しなければなりません。**仕事で疲れているのであれば、仕事を休む。人間関係で疲れているのであれば、人付き合いを控えて休む。それが大切です。**

 でも、なかなかそうはできないですよね。
仕事をしないと、金銭面で不安もありますし。

そう考えるのがふつうですよね。しかしそれは、**「ストレスをがまんしてでも生活すべき」という考えにとらわれすぎている「しがみつき」状態であるともいえます。**
「仕事をなかなか休めない」とは言いながら、本当はいくらでも休むことができるのに、いろいろと言い訳をつけて仕事を続けていませんか？　しかもその裏側には、「仕事を休むとだれかに仕事を奪われる」「仕事以外のことに目を向けたくない」といった気持ちが隠れていて、必死に仕事にしがみつこうとしていませんか？

 ……たしかにそうですね。
私も休まないための言い訳ばかりしています。

そうでしたか。しかし、「しがみつき」をしているからといって、自分を責める必要はありません。私たちに「しがみつき」の気持ちがあるのは、あきらめないこと・粘り強いことといった、「しがみつき」をよしとしてきた環境に、小さいころから影響されてきたためなのですから。

「しがみつき」は不安から生じる

「しがみつき」は、不快感情のひとつである「不安」から生み出されるものです。**ストレスが溜まっても、がまんして仕事をしていれば、自分が求められている気分になれる。人間関係で苦しんでいても、だれかといっしょにいれば安心できる。そんな心理が、ストレスの原因である疲労をないがしろにして、ひたすら現状にしがみつかせています。**

ストレスで苦しんでいるにもかかわらず、その原因である疲労をケアしないだけでなく、さらに活動して疲労を深めている——そんな堂々巡りによって引き起こされているのが、私たち現代人のストレスフルな状況なのです。

〈「休めない」のウラにある気持ち〉

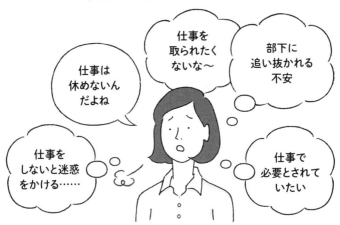

その「しがみつき」は
本当に必要？

ストレスのある状況から離れずに「しがみつき」を続けると、まわりの人や環境を何とか変えたいと考えるようになります。これはなぜでしょう？

まわりに責任転嫁を始める「しがみつき」

　疲労回復の大きな妨げとなっている仕事への「しがみつき」。これには、もうひとつ困った面があります。それは、**しがみついている状況を維持するために、「自分以外のものを都合よく変えよう」と考えるようになること**です。

　仕事にストレスを感じているならば、その状況から自ら離れればいいだけです。しかし、ここでしがみつきが起こると、自分がそこにとどまったままでもストレスが起こらないように、まわりの人やものに「思いどおりに動いてほしい」などと願うようになります。

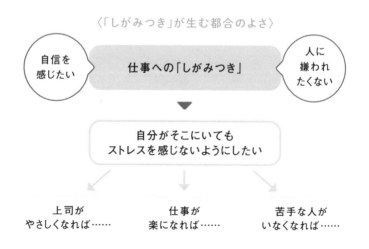

〈「しがみつき」が生む都合のよさ〉

自信を感じたい

仕事への「しがみつき」

人に嫌われたくない

↓

自分がそこにいても
ストレスを感じないようにしたい

上司が
やさしくなれば……

仕事が
楽になれば……

苦手な人が
いなくなれば……

　しかし、**自分以外の人や世の中は、そう簡単には変えられません**。変えられないものに力を注げば注ぐほど疲労が増し、さらには自信を失ったりします。

　変えるべきなのは、だれでもありません。もちろんあなた自身でもありません。まずは疲労をとることに専念する。それだけでいいのです。

「しがみつき」が必要なものは、ない!

　でも、「しがみつき」って、なくせないですよね。
　生活がかかっているし、とくに仕事には
　しがみつきたくなってしまいます。

　たしかに、仕事は生活のためには大切なものですね。家族のいる方であれば、なおさらそう感じられることでしょう。

　しかし仕事は、果たしてあなたの心や体と引き換えにしてもいいほど、大切なものでしょうか？　わずかな期間も休めないほど、しがみつかなければならないものでしょうか？

　じつは人生において、しがみつき続けなければならないものは、そんなにありません。

　仕事を例にとるならば、現在の仕事を失ったとしても、代わりの仕事は存在するものです。たとえ給料がいいからといって現在の仕事にしがみついていても、心と体を壊してしまっては、給与の額などまったく意味がありません。

　人付き合いにおいても同様です。ストレスが溜まるような人間関係にしがみつく必要はありません。自分の気の合う人を選び、付き合えばいいだけです。「そうはいっても、なかなかそうはできない」。そんな声が聞こえてきそうですが、そんな考えもまた、「しがみつき」かもしれませんね。

ストレスをこじらせて
しまうことって
あるのですか？

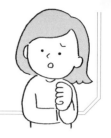

「しがみつき」と「あきらめ」

「どんなにしがみつきたいものがあっても、自分の心身より大切なものはない」。先生にそう言われた気がして、私は思わず背筋をのばした。

それはとても当たり前のことなのに、疲れていると、まともな判断ができなくなってしまうのかもしれない。そう思うと、何だか怖くなってしまう。

そして私の頭の中に、ひとつの問いが浮かんできた。それを訊くのはちょっと怖い。だけど黙っていられず、私は先生に思い切って尋ねた。

 疲れているのに、「しがみつき」から
逃れられず、休めないでいると、
いったいどうなってしまうのでしょうか？

 次第にイライラし始め、
体調が崩れ、
何となくの不安が続き
自分へのダメ出しが増えてきます。

 それって、かなり大変な状態ですね。

 そうなんです。しばらくすると、
「もうどうでもいい」と投げやりな
気持ちが出てきます。

「どうでもいい」ですか……。
それは、疲労から回復するために休んだり
することを、あきらめるということですか？

そうですね。そして、その状態でストレスが
さらに続くと、「生きることをあきらめる」
という気持ちに至ることもあるんですよ。

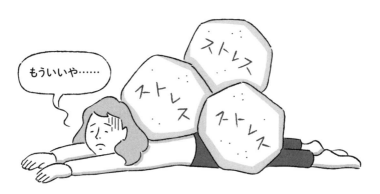

もういいや……

ああ、やっぱり。何となく予想はしていたけれど、そういう考えになってしまうのね……。
　私が思わずしょぼくれた顔をすると、先生は「ショックなお話ですよね」と申し訳なさそうに言った。

でも大丈夫ですよ。
原因はストレス、対処法はあるのです。
あきらめの思考やしがみつきは
すぐに変えられなくても、休むことはできる。

　対処法はある——先生のその言葉は、私の心にとても強く響いた。

ストレスは「あきらめ」につながる

ストレスで疲れ果てると、自信を失ってしまいます。それはやがて、「あきらめ」の気持ちを発生させてしまうのです。

アドバイスが「毒」になることがある

疲労が蓄積し、ストレスの「わけのわからない苦しさ」が続くと、原因はなかなか特定できません。「苦しみのプログラム」で「これが原因だ！」と思えるものに対処しても、空振りで終わってしまいます。いや、それだけで終わらずに、もっともっと自分を追い詰め、「自分がダメなのだ」と結論づけてしまい、自信を失ってしまうこともあります。

 そういうときに、家族や友人に
相談してもいいのでしょうか？

つらさを打ち明けることは、とてもいいことです。しかし、**相手からの何気ないアドバイスが、かえってストレスを悪化させる場合があることは知っておくとよいでしょう。**

たとえば、「気にしなきゃいいじゃない」というアドバイスは、自信を失っている人にとっては、「気にしている自分はダメなんだ」と感じられるものです。

また、「○○をしてみたら？」と勧められると、「これまでの自分のやってきたことを否定された」と考えてしまう場合もあります。さらに、正しいアドバイスをもらっても、それが実行できないと、「アドバイスを実行できていない自分はダメなんだ」と思ってしまうこともあるのです。

　自信を失っている状況では、どんなアドバイスをもらっても、「あなたの生き方はダメ」とダメ出しをされているのと変わりません。**これが続くと、だれも自分のことをわかってくれない、味方はいないと感じ、生きていく自信さえも低下してきます。**

自信喪失が「あきらめ」に向かう

　自信は、決して一気にドスンとなくなるわけではありません。疲れや自己嫌悪、そしてまわりの反応などから影響を受け、ゆっくりと時間をかけて失われていきます。すると、「あきらめ」が発生してきます。

　あきらめとは、「何をしても無駄」と考えてしまうことです。本当は疲れているだけなのですから、十分に休息をとればいいのですが、それさえも「無駄」として手放してしまいます。このように、自分の抱える苦しみに対して無力感を抱くようになると、「生きること」があきらめの対象になることがあるのです。

〈「自信は」ゆっくり失われていく〉

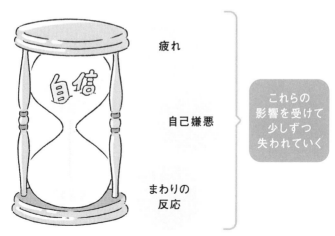

疲れ

自己嫌悪

まわりの
反応

これらの
影響を受けて
少しずつ
失われていく

「あきらめ」は最終的に
「生きること」に向かう

生きることをあきらめる状態になると、自力だけで回復することが難しくなります。そうなる前に、早めにストレスをケアしましょう。

「あきらめ」がたどる苦しみの時間

さて、ここからはより深刻なお話をしたいと思います。

現在、ご自身が苦しい状況にあるときには、この部分は読まずに飛ばしていただいてもかまいません。

「生きることをあきらめる」と考えるのは、「自死」とイコールではありません。

〈生きることの「あきらめ」までの過程〉

蓄積する精神疲労

▼

不安 ⟶ しがみつき

疲労
拡大

「あきらめ」が発達

苦しさが
永遠に
続く感じ

▼

死を考える自分に自信がなくなる

疲労
拡大

楽になりたい
終わりにしたい

考え始めのころは、状況を必死に打開するのをあきらめただけです。そこからすぐに、自死の気持ちを抱くようになるわけではありません。いくつかの段階があるのです。

まず、「あきらめ」の段階を抜けると、「この苦しさが永遠に続くことになる」と思うようになります。

そして、そのつらさをだれにも理解されないと、「もう終わりにしたい」と思うようになります。この状況を、「生きている意味がない」と表現する人もいます。

そのうちに「事故などで死んでしまえたら」と思うようになり、楽に死ねる方法を考え始めます。すると、そんなことを考えている自分を責めるようになります。この自己嫌悪の連鎖によって自信を失い、不安が高まって精神的疲労が極限に達してしまいます。

ここでの状態は、精神的な苦痛というよりは、むしろ身体的苦痛に近いものです。実際に痛覚をともなうこともあります。その極限的な苦しさに耐えられずに、「人生を終わりにしたい」と考えてしまうのです。

なるほど……。
つらいですね。じつは私も少し経験があります。

そうでしたか。一生のうち死にたいと思う人は、4人に1人いるそうです。

つらいイメージをあえて紹介したのは、「強い死にたい気持ち」が生じても、それを行動に移すまでは、かなりのプロセスや時間があるということを伝えたかったからです。**どの段階でも、適切なケアをすれば、自死へのプロセスを止め、回復することができるのです。**この事実を忘れないでおきましょう。

ストレスは
あなたが悪いわけではない

ストレスを感じたら、まずは「悪者探し」をやめましょう。自分のせいにも、だれの
せいにもせず、ひたすら休むことに専念することが大切です。

ストレスに「悪者」はいない

ここまでお話ししたとおり、ストレスにかかわる要因は何層にもなって絡み合い、ひとつずつクリアしていくことが非常に困難です。

 本当ですね。これならストレスを簡単に
解消などできないな……と感じました。

そうなのです。私がこの章で「ストレスは複雑である」とお伝えし続けたのは、そういった理由からです。そして、私がみなさんにもっともお伝えしたいのは、「ストレスはだれのせいでもない」ということです。

ストレスはあなたのせいではありません。だれのせいでも、何のせいでもありません。**ストレスというのは、本当に苦しく、つらいものです。しかし、だれか（何か）に責任を押し付けたり、悪者探しをしたりするのはやめにしましょう。**かえってストレスが増えることもありますから。

「休息」が唯一無二のストレスケア

ストレスというのは、本来は命を守るために働くべきしくみが、誤作動を起こしているだけなのです。

　しかも、複雑なしくみで発生・拡大していても、そのプロセスには、必ず疲労が大きくかかわっている。だから、**とにかく疲労を回復させることができれば、悪循環を止めることができるのです。そして、少し冷静になればしがみつきも緩み、ストレスと感じている環境から離れることもできます。**

　ストレスをケアするうえで大切なのは、自分を責めることでもなければ、問題解決に必死になることでもありません。疲れを癒やすこと。そして、ストレス環境から離れることです。これが唯一の正しいストレスケアであると覚えておきましょう。

〈ストレスはだれのせいでもない〉

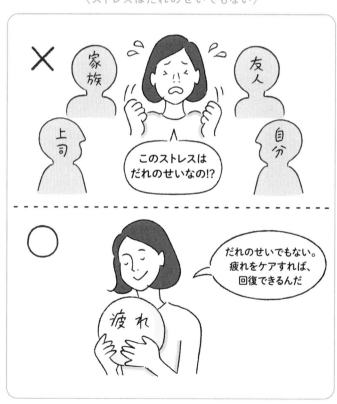

「ストレスを生み出す ココロとカラダのしくみ」

の まとめ

- [ ] ストレスは「不快感情の苦」と「エネルギー苦」の複合体である。

- [ ] 身体を動かすよりも、感情を動かして脳を働かせることで疲れてしまう。

- [ ] 「怒り」「不安」などの不快感情は、疲労しているときや、自信を失ったときに拡大しやすい。

- [ ] 「苦しみのプログラム」によって、ストレスの原因の「決めつけ」が起こる。

- [ ] 「しがみつき」のせいで、ストレス状況から抜け出せなくなる。

- [ ] ストレスが募ると、「あきらめ」が生まれ、さらには生きることをあきらめるようになる。

- [ ] 原因探しはやめて、疲れをとること、離れることだけに専念すること。

ストレスが生まれるしくみがわかると、たしかにストレスケアの方法も自然と見えてくるんですね。

そうなんです。まずはだれのせいにもせず、休息をとることが大切だと、おわかりいただけたようで、よかったです。

4

正しい
ストレスケアを
しよう

「ストレス解消」は一歩間違えると
ストレスをさらに増やしかねません。
ストレスを取り除くことよりも、
ストレスから回復することを目指しましょう。
それこそが、「正しいストレスケア」につながります。

相談者

鈴木アヤカ（34歳）、田中ユウタ（45歳）
前回のカウンセリングで心が楽になった
アヤカ。ストレスを抱えていないと言いな
がらも、ストレス症状のある上司の田中課
長とともにカウンセリングを受けることに。

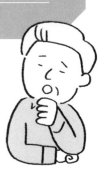

どうすれば
ストレスの度合いを
確認できますか？

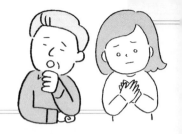

「ストレスケアをいっしょに学びませんか？」

上司である田中課長にそう提案したのは、ちょうど1週間前のことだ。

私は下園先生のカウンセリングを受けてから、今度はストレスケアについて知りたいと思っていた。だったら、課長もいっしょに学べば一石二鳥ではないかと思ったのだ。

課長はいつもイライラしていて、何かにつけて私たち部下に当たってくるから、それがなくなればいいな……と、ちょっと期待していたのだ。

ストレスケア？
何だそりゃ？

私の話に、課長は乗り気じゃないどころか、明らかに怒りを露わにしている。……こ、怖い。でも、ここで引いたら、課長のイライラがずっと続いてしまう！

そこで私は、この日の仕事帰りに、課長を引っ張るようにして、下園先生のカウンセリングの部屋を訪れた。

先生はいつものようにおだやかに微笑んで、私と課長を迎えてくれた。

本日は、お2人でストレスケアについて
考えを深めるということでよろしいですか？

はい、お願いします！

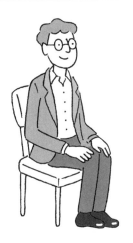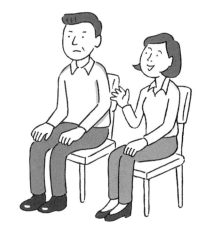

　元気に返事をした私とは裏腹に、課長はあきらかに不満げな顔をしている。

　……まぁ私には、そんなのは必要ないと思うんですけどね。

「自分にはストレスなんてない」と言いたげな課長を気にすることなく、先生はにこやかに話を続けた。

　そうですか。
でも、田中さんご自身には必要がなくても
ストレスケアについて知っておくと、
よりよいリーダーになれますよ。

　そんなもんですかねぇ。

　では、まずは自分のストレスが
どんな状態なのかを確認するところから
始めてみましょう。

あなたのストレスの状況を 客観的に確認しよう

ストレスケアをする前に、まずは自分が「どの部分がどのくらいつらいか」を把握しましょう。なるべく素直に、つらさや苦しさを認めることが大切です。

ストレスケアに「必死さ」は不要

この章では、ストレスをどのようにケアすべきかをお話ししたいと思います。

みなさんはこれまで、ストレスでつらかった経験をおもちでしょう。もしかしたら、今もそうかもしれません。そして、そんなときは苦しみから逃れるために、さまざまなことに必死に取り組んできたことでしょう。

まずはここで、その「必死さ」を脱ぎ捨てましょう。

ストレスケアにおいては、「必死さ」は必要ありません。自分の状態を正しく理解すること、これが大切なのです。

 たしかに大変なことは経験していますが、自分のことは自分がいちばんわかっています。

たしかに自分の状態については、自分がいちばん把握しているはずです。ところが、私たちがとらえている現状は、客観的なものではなく、自分の「思い込み」であることが少なくありません。**本当は疲れてクタクタなのに、「まだまだ大丈夫（なはず）」「これくらい平気（であるべき）」**などと、頭の中で作り上げた理想イメージだけで自分を評価してしまうことがあるのです。

自分を責めずにストレスを認識しよう

　小学校の運動会で、お父さんたちがかけっこで転ぶシーンを見かけます。「これぐらいできる」というイメージに、実際の体がついていかない――あれと同じです。

　自分のストレス状態を冷静に把握するには、まずは第1章と第3章を、もう一度読んでみてください。ストレスは、あなたの身を守るシステム。心身の健康が害されると、それを回復するためにいろんな信号を出しています。**ストレス状態になっていることは、決して能力やがまんや努力が足りなかったわけではありません。**

　ストレスの出している信号（兆候）を正しく受け取り、状態に応じて正しいケアをすれば、必ずストレス状態から回復できるのです。

〈自分のことは意外とわからない〉

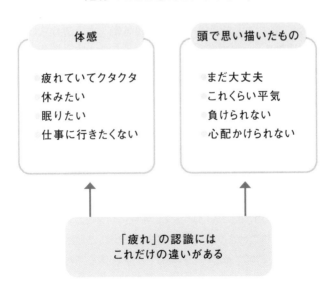

体感	頭で思い描いたもの
疲れていてクタクタ 休みたい 眠りたい 仕事に行きたくない	まだ大丈夫 これくらい平気 負けられない 心配かけられない

「疲れ」の認識には
これだけの違いがある

具体的なストレスの症状をチェックしよう

ここでは、具体的な症状のチェック方法をご説明します。リストの中にある症状で、当てはまるものはどのくらいありますか？

症状が5つ以上あれば要注意

 先生、今の自分にストレスが
あるかどうかを見極める目安は
ないんですか？

　ストレスを見極めるには、自分が今、どんな状態にあるのかを、客観的に見つめ直すといいですね。まずは、右ページにある症状（反応）リストを確認してみてください。
　当てはまる症状が5つ以上あれば、疲労が溜まり、ストレスを感じている可能性が高いといえます。また、当てはまる項目が多ければ多いほど、ストレスの度合いも強いものになっていると思ってください。
　さぁ、みなさん、やってみてください。

 うーん……。
結構当てはまる症状が多いなぁ。

　そうでしたか。だからといって、落ち込む必要はありません。疲労していること、ストレスが溜まっていることがわかれば、それで十分です。あとはしっかりとケアをすることだけを考えましょう。

〈代表的なストレス症状〉

睡眠	☑	☐	眠れない。
	☐	☐	寝つきが悪い。
	☑	☐	夜中に覚醒する。
食事	☐	☐	食欲がない。
	☑	☐	暴飲暴食に走ってしまう。
	☐	☐	体重が極端に増減している。
悩み	☐	☐	いつも頭から離れない悩みがある。
会話	☐	☐	人と話すことが怖い。
	☑	☐	相手の話を理解しにくくなった。
酒・たばこ	☑	☐	酒がないと眠れない。
	☐	☐	酔い方が以前よりひどくなった。
	☑	☐	以前のように酒が飲めなくなった。
	☐	☐	たばこの量が増えた。
趣味	☑	☐	大好きだったことから足が遠ざかっている。
	☐	☐	楽しいことでも笑えなくなった。
怒り	☑	☐	ささいなことで怒りを爆発させることが多くなった。
涙	☐	☐	やけに涙もろくなった。
仕事	☐	☐	簡単な仕事でもできなくなっている。
疲労	☑	☐	いつもと違う強い疲れが続いている。
性生活	☐	☐	以前より回数が減っている。
	☑	☐	興味を失っている。
身体の不調	☑	☐	体のさまざまなところの調子が悪い。
	☐	☐	頭痛やしびれ、ひどい肩こり、吐き気、耳鳴り、めまいなどの症状がある。
朝	☑	☐	朝、あまり気分がよくない、または朝食がとれなくなった。
感覚	☐	☐	味覚や聴覚、触覚で、いつもと違う感じ方をするようになった。
うわさ	☐	☐	他人が自分の悪口を言っていると感じる。
お金	☐	☐	金の使い方が荒くなった（ギャンブルなど）。
	☑	☐	金や借金のことが頭から離れなくなった。
健康管理	☑	☐	自分の健康に気をつかわなくなった。
身だしなみ	☐	☐	メイクやおしゃれをしなくなった。

※チェックは田中課長の症状です。みなさんも当てはまる症状があればチェックを入れてください。

ストレス状態は
3つの段階で重大化する

ストレス状態は、段階を踏んで重大になっていきます。第2段階が長く続き解消されないでいると、第3段階へと進んでいきます。

ストレスが進む「3つの段階」

　不快感情の苦は、比較的短期間で収まりますが、エネルギー苦（疲労）は回復するまでにかなり時間がかかるので、その間に出来事が重なると、蓄積疲労の状態がどんどん悪化することがあります。

　蓄積疲労が悪化すると、そのとき受ける不快感情の苦も大きくなってしまうという特性があります。それ関係を私は「ストレス（蓄積疲労）の3段階」と紹介しています。

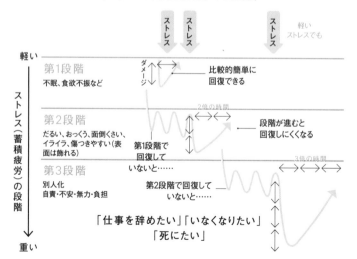

〈ストレス（蓄積疲労）の3段階〉

「ストレス（蓄積疲労）の3段階」の進行状態

　まず、**第1段階は、いつもの元気なときの状態です。**ふつうの出来事ならショックや疲労を感じても、ひと晩眠れば解消します。

　ただ、ストレスのかかる出来事が重なったり、精神的な負担が続いたりするとエネルギーが消耗し、疲労の第2段階に至ります。

　第2段階では同じ出来事に対して、ショックも2倍、回復までも2倍の期間がかかるようになります。多くの人が「疲れたな」「しんどいな」など、何らかの不調を感じますが、例の思い込みによって「気のせいだ」と無視して、逆にがんばってしまうことが多い時期です。

　もし、**そのままストレスフルな環境が続くと、いよいよ第3段階に入ってしまいます。**3倍敏感で3倍疲れやすい状態。いわゆるうつ状態となり、ここから脱出するには通常、数カ月単位の対処（休息）が必要になります。

　す、数カ月ですか!?
　それなら、私の場合は、今どれくらいでしょうか？

　働けているので、第2段階だと思います。今、適切な対応をすれば、第3段階は予防できますよ。

　対処方法があるんですね。
　では、どんなケアをすればいいんですか？

　それでは、ストレスへの対処にもっとも効果的な対処法を一緒に見ていきましょう。

「休養」がもっとも
効果的なストレスケア
なんですか？

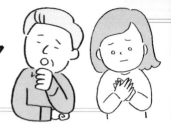

本当に休めませんか？

私の横で、田中課長が浮かない顔をしている。さっきのストレスチェックのことを思いのほか気にしているようだ。

それにしても、そんなにストレスが
溜まっていたなんて……。

ひとり言みたいにつぶやいた課長の言葉に、先生は大きく頷いた。

それがまさに第2段階の怖いところなのです。
結構、元気に活動できてしまう。
だから気がつきにくいのです。

先生の言葉を聞き、深いため息をついたあとで、課長が低い声で話し出した。

先生は先ほど、蓄積疲労には3段階あると
おっしゃっていましたが、ストレスケアの方法も、
それぞれの段階で違うんですか？

そうですね。段階ごとに有効な対処があります。
第1段階では、楽しい気晴らしが効果的です。
ただ第2・3段階でいちばん有効なのは、
「休養」です。

休養？　それって休むってことですか？

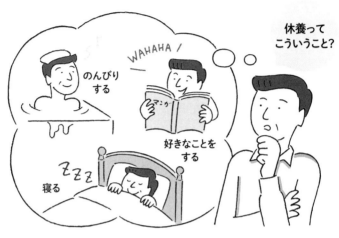

 そうです。仕事や人間関係など、
ストレスの原因になっている
刺激から遠ざかって、
十分に休むのがいちばんです。

 いやいや、無理ですよ！
仕事は休めませんから！

　課長が子どものように首をブンブンと振って否定しているのに、先生は「そうでしょうか？」と微笑んでいる。

 それは本当に「休めない」のでしょうか？
もしかしたら、「休みたくない」と思っていませんか？
「休めない」と「休みたくない」では、
大きな違いがあると思いますよ。

ストレスケアの基本は「早期発見、早期対処」

ストレスを抱えていることを、なかなか認められない人がいます。しかし、ストレスを早めに認めて対処することが、なによりも大切なケア方法です。

ストレスの早期発見は「いいことずくめ」

医学が大いに進歩し、かつては治らなかった病気も、画期的な治療法や治療薬の登場で治るようになってきました。

しかし、どんな病気においても、「早期発見、早期治療」が重要です。とにかく病気を早めに見つけて対処をすれば、治りやすくなるのです。

ストレスにおいても同様です。「早期発見、早期対処」がもっとも効果的なケアのポイントであるといえます。

ストレスの段階でいえば、第1段階ではすぐに元気を取り戻せます。しかし、第2段階、第3段階と進むほどに、ストレスの深刻度は増し、回復にも時間がかかるようになります。

でも、ストレスがまだ軽い段階で、
ケアをしようとする人は少ないですよね？
それってどうしてなんでしょうか？

さまざまな理由がありますが、やはり第2段階までのストレスは、「大したことはない」と考えられてしまうからでしょうね。

さらに、日本では「精神的なつらさは耐えるべき」といった意識が強く、**軽度のストレスは「がまんすべき」「この程度で負けてはいけない」**と考えられやすいことも理由のひとつでしょう。

私もいつもそう思っています。
「疲れたとしても、それに勝てるようで
なくてはダメだ」と……。

　そうでしたか。しかし、だれだって疲れてストレスを感じることはありますし、それを認めることは決して悪いことではありません。それどころか、早めにストレスを認めたほうが回復も早いのですから、「ストレスを認めることは、いいことずくめ」と覚えておいてください。

〈早期対処の必要性〉

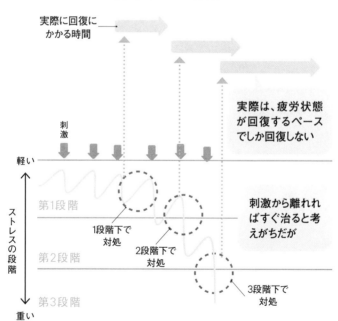

実際に回復に
かかる時間

実際は、疲労状態
が回復するペース
でしか回復しない

刺激

軽い

第1段階

刺激から離れれ
ばすぐ治ると考
えがちだが

ストレスの段階

1段階下で
対処

2段階下で
対処

第2段階

第3段階

3段階下で
対処

重い

対処が少し遅れると、回復までの時間が大幅に増加してしまう

ストレスケアの第一歩は「刺激から遠ざかる」こと

疲労の原因であり、ストレスのもとになっているもの。ストレスケアをする際には、まずはそれらから離れましょう。

ストレスの原因はわからない

ではここからは、ストレスケアの方法についてくわしくお話しします。

まず一つめの原則は、「刺激から遠ざかること」です。

つらい刺激から離れるためにストレス（不快感情）が生じているのです。**そこから離れられれば、多くの場合ストレスは減少します。**

ただ現代人の場合、いろいろな制約や信念などから、田中さんのように、苦しくてもつらい刺激から離れない場合が多いです。また、本人は必死に原因を探し、対処しようとしていても、苦しみのプログラムが誤った方向で原因を決めつけてしまうことがあります。

見当違いの原因にいくら対応しても、結局刺激から離れていないので、ストレスは減らず、むしろ疲れが増すだけです。

 でも、原因がわからないと、ストレスに向き合えないし、有効な対処もできませんよね？

じつはストレスは、原因がわからないのがふつうなのです。ですから、**「何が原因なのだろう?」「自分の性格の弱さ?」**などと、発生源や本質を探す必要はありません。

たとえ最大の原因となる刺激を探し出せたとしても、原因

はそれだけにとどまらないはずです。必ずといっていいほど、複数の刺激が関係し合って、相乗効果で疲労を蓄積させているはずですから。

刺激（らしきもの）の前から「立ち去る」

　明らかにストレスだと感じる刺激がある場合は、まずそれから距離を取ってみてください。そうでない場合は、とりあえず自分の生活の大きな部分を占めている活動から距離を取ってみます。

　仕事をしているなら仕事から、人付き合いが多いなら人から遠ざかってみましょう。長らくつけっぱなしにしていたテレビを消すように、活動をいったん止めてしまいます。

　ちなみに、「しがみつき」の意識が強い場合は、ここで「自分ががまんすれば、そのうち環境が変わるかもしれない」などと都合よく考え、刺激から逃げない選択をしてしまうことがあります。しかし、**自分以外の物事が都合よく変わることなど、可能性はゼロに等しいものです。**まずはあなた自身が、刺激の前から立ち去るようにしましょう。

〈刺激からは自分で立ち去る〉

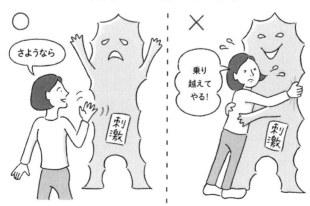

「休養」は万能の ストレスケア

「休養」こそが、もっとも効果的なストレスケアです。傷ついた心と体を回復させるためには、じっくり休むことがもっとも大切です。

刺激から離れただけでは十分ではない

刺激から遠ざかってストレスケアが終わるかといえば、そうではありません。そこから、ストレスで傷ついた心身を回復させなければならないからです。それには、「休養」が必要なのです。

とにかく、ひたすら心と体を休ませる。ストレス対処において休養は、もっとも効果的な方法であるといえます。

 でも、刺激から距離をおくだけでも、
何とかなるような気がするんですが……。

軽度のストレス──いわゆる第1段階で受ける日常的なストレスならば、刺激から離れるだけでも十分に回復できることがあります。しかし、蓄積疲労の第2段階や第3段階に至っているときは、それだけでは解決できません。

たとえば、やけどをしたときに、その原因になった火や熱から離れても、皮膚の炎症や痛みが治まることはありません。治すには、適切な治療と時間が必要です。ストレスだって、刺激から離れたところで、じわじわと侵されて傷ついた心身が治るはずもありません。疲れ切った状態そのものをケアする必要があるのです。

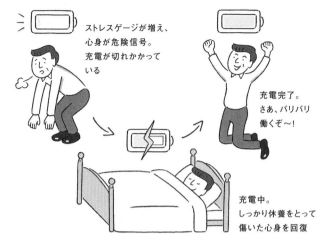

〈「休養」は心身の充電期間〉

ストレスゲージが増え、
心身が危険信号。
充電が切れかかって
いる

充電完了。
さあ、バリバリ
働くぞ〜!

充電中。
しっかり休養をとって
傷いた心身を回復

自分の状態の深刻さに気づこう

　現代人のストレスには、その原因、悪化要因のいずれにも疲労が深くかかわっていることが多いのです。ですから、休養がもっとも現実的なストレスケアとなります。**ストレスが第2段階であれば、数日〜数週間の休養で回復することが多いでしょう。しかし、第3段階に至っている場合は、最低でも数カ月から年単位の休養が必要になります。**

　でも、ストレスで仕事を休むなんて、
　なんだか申し訳ない気がするんですが……。

　そう感じる人は多いのですが、多くの人を看てきた私からすると、それはストレスを甘く見すぎていると思います。
　ストレスがらみの疾患や自死で亡くなる方は多いのです。
　取り返しのつかない状態になる前に、まずはじっくり休んでください。

生活環境を整えれば精神的疲労が回復する

休養をするうえで、まわりの環境を整えることは大切です。清潔で心地よい空間で、食べて寝て過ごせば、不安な気持ちをやわらげることができます。

生活環境は兵士の心も左右する

ストレス状態から回復するには、生活環境を整えることも大切です。**食事をとることや眠ること、身のまわりを清潔に保つことで、精神的な疲労を効果的に癒やすことができます。**

 本当ですか？
生活環境がそんなに影響するものなんですか？

では、ここでひとつ、戦争に従軍する兵士たちのお話をしましょう。

前線で戦う兵士たちは、常に緊張感のある日々を送らなくてはなりません。そのため、非常に強い精神的疲労を抱えています。当然、すぐに第2段階になると思ってください。そんな兵士を第3段階にさせないためにもっとも効果的だったのは、兵士に短期間の休息を与えることでした。

まずは、戦場の音があまり聞こえない場所に、休憩所を設けます。そこでは、清潔な寝具で睡眠ができ、栄養のあるあたたかい食事がとれます。シャワーや入浴も可能で、トイレも清潔です。衣類だって常に清潔なものが用意されています。そんな場所でゆったりさせることが、多くの兵士たちの精神状態を見事に回復させました。

安心できる環境で好きなものを食べよう

　ストレスに晒されている状況は、脳の危機意識レベルとしては、戦場にいるのと何ら変わりません。命の危険を絶えず感じているのです。そんな状況からの回復を図るには、休養とともに生活環境を整えることが重要です。もちろん、ホテルのような快適さは必要ありません。ポイントは、安心感です。**静かで、穏やかな環境の中で、ゆっくり食事や睡眠、読書や静かな趣味ができる環境になっていればいいのです。**

　食事も重要ですが、休養するときはあまり栄養や規則正しさにこだわる必要はありません。コンビニ食で十分です。太ることが気になるかもしれませんが、甘いものを体が欲するなら補給してあげてください。水分補給も忘れずに、コーヒーやお茶ではなく、1日2リットルの水をとりましょう。

〈食事を抜くと不快感情が増える〉

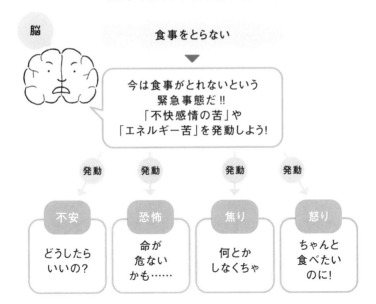

脳

食事をとらない

今は食事がとれないという
緊急事態だ!!
「不快感情の苦」や
「エネルギー苦」を発動しよう!

発動　　発動　　　発動　　　発動

不安　　恐怖　　　焦り　　　怒り

どうしたら
いいの?

命が
危ない
かも……

何とか
しなくちゃ

ちゃんと
食べたい
のに!

「ダラダラ」が
最善のストレスケア
なんですか？

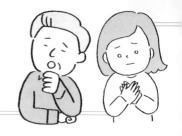

　刺激から離れること、休息をとること、生活環境を整えること。この3つがストレスケアの基本なのか。意外とどれも簡単にできそうなことだな……と思ったら、田中課長も「どれも簡単ですね」と頷いた。

 だけど、いざとなったら、
その3つを実行するのは難しいと思います。

 ほぅ。それはどうしてですか？

 家で休んでいたら、家族から
「怠けているだけじゃないの？」
なんて言われそうです。

　たしかにそうだ。私だって、夫が家で休養していたら、「こっちは忙しいのに……」と腹が立ち、そんなことを言ってしまいそうだ。そして、私が家で休養していたら、夫から同じことを言われると思う。

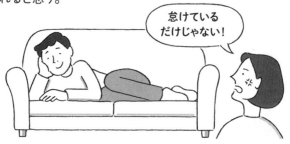

怠けている
だけじゃない！

それでもがんばって、休んでほしいのです。

私の気持ちを打ち破るように、先生が言った。

 だれが何と言おうと、だれに責められようと、
申し訳なく思う必要はありません。
休養はスマホの充電だと思ってください。
みなさんは、スマホが切れそうになると
あわてて充電しますよね。

 スマホの充電か……。何となくわかります。
でも、休息をしろと言われても、
何をしていいかわからないのです。

わかるなぁ。休息っていったい何をすればいいんだろう?

 何かをする必要なんてありません。
ひたすらダラダラしてください。

　そこまで言って、先生は何かを思い出したように、「あ、やることがひとつ、ありますね」と言った。

 唯一やらなければいけないことは、眠ることです。

 ね、眠ること!?

私と課長は、思わず声を合わせて叫んでしまった。

「ダラダラ生活」があなたを
ストレス状態から復活させる

「ダラダラすることが大切」と言うと、驚かれるかもしれません。しかし実際、ダラ
ダラしなければ、ストレスからは回復できないのです。

「食っちゃ寝」で過ごしてOK

 正直、休養をとれと言われても、
何をすればいいかわからないです。

　人はどうしても「何とかしてこのつらい状態に対処しよう」
と思ってしまいます。足し算の発想ですね。
　でも、**疲れを溜めている今、必要なのは引き算の発想、何
もしないことです。**生産的なこと、積極的なことは何もせず
ダラダラ過ごす。このダラダラと過ごすことでしか、体と脳を
休ませることはできないのです。とにかく「食っちゃ寝」生活
を3日間、できれば1週間は続けてみましょう。

 でも、そんな生活をするには、罪悪感があります。
それに、食っちゃ寝ばかりしていると、
太りそうで怖いし……。

　たしかに、働きもせずにダラダラすることを申し訳なく思っ
てしまうかもしれませんね。日本には「働かざる者食うべから
ず」という言葉もあるくらいですから。ただ、西洋の人はバ
カンスと称し、このダラダラを数カ月続けます。「外国人同僚
がバカンスを終えたら、別人のように働くようになった。バカ

ンス必要かもね」と、国際的機関で働く人が教えてくれました。

　また、「こんなことをしているのは、逃げているだけではないか?」などと考えてしまう人もいるかもしれません。

　たしかにダラダラしている間には、頭の中に渦巻くいろんな問題は何の解決もしていません。ただ、働かない頭でいくら考えてもいい案は出てこないのも事実です。**休養は充電です。頭がきちんと働く状態に再起動するための手順と考えてください。**

　決して、問題から逃げているのではなく、むしろ問題に対し、最短で最善の対応をするためのプロセスなのです。

〈ナマケモノを見習ってダラダラしましょう〉

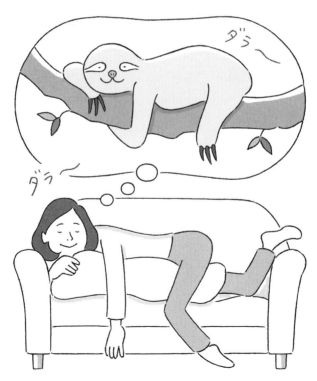

細切れでも大丈夫！
8時間以上の睡眠をとろう

脳の疲労をとるのは、睡眠だけだという研究者もいます。私の現場でも、睡眠がいちばん効果的だと実感します。

睡眠は「質より量」

ひたすらダラダラしなければいけない休養中に、心がけてほしいことがあります。それは眠ることです。

眠っている間は、心も体もゆっくり休むことができます。そのうえ、体を横たえることで血流が促進され、血液が全身に行きわたり、体のすみずみまで栄養を運んでくれます。つまり、眠ることは「治療」であり、「薬」でもあるのです。

ですから、休養中は十分に睡眠をとりましょう。最低でも8時間は寝るようにしてください。一度に8時間でなくてもかまいません。昼寝などで細切れに眠って、トータルで8時間の睡眠がとれるようにしましょう。

〈睡眠は「治療」であり薬〉

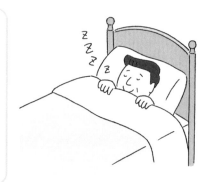

眠っている間に
起こること

- 心身の疲労回復
- 成長ホルモンの分泌
- 免疫力の向上
- 記憶の定着
- 整理

など

でも、昼寝をすると、
夜に寝れなくなりませんか?

　休養中は、そういったことは考える必要はありません。寝たいときに寝る。気ままな気持ちで、睡眠をとってみてください。
　また、**最近は「睡眠の質」にこだわる人が少なくありません。レム睡眠とノンレム睡眠の組み合わせとか、二度寝はよくないとか、そういった話をよく耳にしますね。しかし、休養中はそのようなことは一切無視して、ひたすら寝ることを心がけてください。二度寝や三度寝、何なら四度寝だってOKです。**とにかく充電できればいいのです。

睡眠導入剤もひとつの手段

 ストレスが溜まっていると、なかなか
寝つけないことがあります。
そういうときはどうしたらいいですか?

「眠り」は、意識が休まっていてこそ可能な行為です。しかし、「眠らなければならない」と思うと、意識を使ってしまい、よけいに眠れなくなってしまうのです。
　そんなときは**無理に眠ろうとせず、眠くなったら寝る!　と考えましょう。**横になっているだけでも、体が休まります。ダラダラしながら眠くなったら寝る、でまったく問題ありません。
　それでもやっぱりなかなか眠れない、という人は、睡眠導入剤に頼ってもかまいません。睡眠導入剤は精神科だけでなく、ほかの診療科でも処方してくれますので、上手に活用しましょう。

悩みは元気になるまで「棚上げ」しよう

休養中に悩みがよぎったら、元気になるまで棚上げしておきましょう。ストレスケアが上手にできると、悩みが悩みでなくなることも少なくありません。

今の「悩み」はストレス由来

休養中には、いろんな悩みが頭をよぎることがあるかもしれません。時間に余裕があるため、悩みについてモヤモヤと考えたり、悶々としてしまうこともあるでしょう。

たしかに暇になると、
ついいろいろと
悩んでしまいますね……。

そんなときには、ちょっとだけ冷静になって、その悩みを眺めてみましょう。それは、元気なときのあなただったら、悩むような話でしょうか？

たとえば、「あの仕事をうまくこなせなかったからこうなった」と悩んでいるとしましょう。しかし、いつもの元気なあなただったら「次から気を付けよう」と思うだけで済んでいることではないでしょうか。

もし、そう考えられるならラッキーです。その理性を活用して、問題についてあれこれ考えるのを、今は棚上げしましょう。**ストレス状態が改善すれば、感じ方が変わってきます。**つまり、悩みが悩みでなくなることが多いのです。

悩みは「ほったらかし」にしよう

 先生、もしかして、
そんな悩みが頭によぎるのって、
「苦しみのプログラム」のせいですか?

そのとおりです。「苦しみのプログラム」が発動していると、その悩みに集中してしまい、「この問題が解決しないと自分の悲しみは終わらない」と考えてしまいます。

これが「何か対処しなくては……」という足し算思考の焦りを生み、消耗を深め、手ごたえもないので自信も低下するという悪循環に至りやすいのです。

今はその悩みを解決することよりも、体力を回復させることに集中すべき時期です。そのためには、悩みをポイッと棚上げして、元気になるまでほったらかしておきましょう。

思い切り未来の自分に委ねてしまってください。元気になった未来のあなたなら、難なく解決できるはずです。

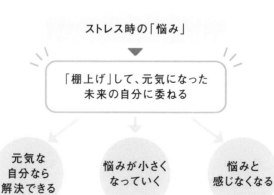

〈休息中の悩みは「棚上げ」しよう〉

ストレス時の「悩み」

「棚上げ」して、元気になった
未来の自分に委ねる

元気な
自分なら
解決できる

悩みが小さく
なっていく

悩みと
感じなくなる

ストレスからの回復は一直線にはいかない

第3段階の人は、休養すればすぐに元気になれるというわけではありません。調子のよさと悪さを何度もくり返しながら、ゆっくりと回復していきます。

回復は焦らずに待とう

　さて、ここではかなりストレスをためてしまった、つまり第2・3段階に至った場合の回復の仕方についてお話しします。調子を崩した方の復職（支援）のときに知っておきたい知識です。十分な休養によって疲労がとれれば、ストレス状態からは抜け出せます。しかし、本来の自分に戻ることは、そう簡単ではありません。

 えっ！　ストレスケアをすれば、
すぐ仕事ができるわけじゃないんですか？

　たしかに休養することで元気は取り戻せますが、本調子になるには少し時間がかかります。しかも回復は、右肩上がりに一直線で進むことはありません。**昨日まで調子がいいと思っていたら、今日からいきなり下り坂。そして数日後にはまた元気になる、といったことが起こるのです。**
　ストレスからの回復状態を示しているのが、右のページにあるグラフです。回復期には、調子のよいときと悪いときが3〜4日ごと、または週単位で現れます。いい調子が続いていたと思ったら、急に悪くなるため、ストレス状態が再び悪化したかのように思えてしまうのです。

〈ストレスからの回復過程〉

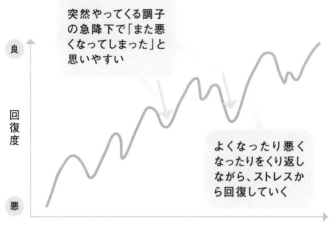

突然やってくる調子の急降下で「また悪くなってしまった」と思いやすい

よくなったり悪くなったりをくり返しながら、ストレスから回復していく

良

回復度

悪

回復期間

なるほど。全体的に見れば、回復の波に乗っているのに、いいときとのギャップで、また悪くなったように思えるんですね。

　そのとおりです。しかも、回復期の「調子の悪いとき」にばかり注目をしてしまうと、「またストレスで苦しい日々が始まってしまう」という恐怖──つまり不快感情が生まれてしまいます。それが、ストレスを再び増やすことにもつながるのです。

　春先には、「三寒四温」という気候が続きます。寒い日が3日ほど続いたあとに、あたたかい日が4日ほど続くという周期的な気候が続いてから、本当にポカポカとあたたかい春がやってきます。

　ストレスからの回復も同様です。**調子の良し悪しをくり返した先に、揺らがない本調子の自分がいると信じて、焦らずに休養を心がけましょう。**

休養中におすすめの趣味はありますか？

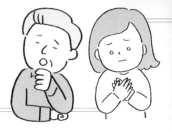

暇な時間をつぶすためにやっていいこととは？

 先生の話を聞いていたら、自分が「忙しくしてないとダメ」と思い込んでいたように思えてきました。

 私も鈴木さんと同じです。
「休むのは負け」と思っていました。
でもそれって、泳ぎ続けないと死んでしまうマグロみたいですよね。

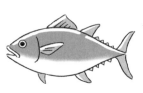

ずっと泳いでいないとダメなんだ！！

休んだら負けだ！！

イコール

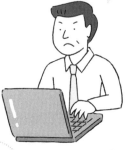

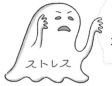

なんかみんな大変だな〜

ストレス

そう言いながら照れ笑いをする課長に、思わず顔を向けてしまった。

へぇ、こんなふうに笑える人だったのか。いつもイライラしてて、とっつきにくいと思ってたんだけど……。

私が無遠慮にじっと見ているのも気にせずに、課長は熱心に先生に質問していた。

 休養している間は、かなり暇ですよね？
時間をつぶすためにも、趣味をもったほうが
いいんでしょうか？

 そうですね。趣味としては、ひとりでも
コツコツできるものがおすすめです。
料理とか、ガーデニングとか。

 料理かぁ……。
悪くないですね。

 じゃあ、旅行や運動はどうですか？
私はジムに通っているんですけど、
それを続けてもいいのでしょうか？

 軽い運動ならOKです。でも疲れているときは、
激しい運動や旅行は避けてください。

 えっ、どうしてですか？

 休養は「充電」です。
「エネルギーを消耗することはしない」
というのが原則なんです。

充電中はひとりでできて
達成感のある趣味にトライ

休養中の趣味には、ひとりでコツコツできるものがおすすめです。ただし、心身が疲れたり、罪悪感を覚えたりするようなものは避けましょう。

趣味での達成感で自信も回復

　休み（充電中）は時間をもてあます人が多いものです。ボーッとしていると嫌なことを考えてしまい、疲れを深めてしまうという人もいるでしょう。そんなときは、「ある程度集中できて、嫌なことを考えなくてもいいが、そのこと自体にあまりエネルギーを使わない趣味」を行うといいでしょう。

　他人といっしょだと、ペースを合わせることで疲れてしまうことがあるので、まずはひとりでできる趣味に取り組んでみましょう。おすすめは、料理やガーデニングなどです。料理は材料がそろえば、家の中で手軽にできて、完成したものが目の前に現れるので、達成感も得られます。さらに、だれかに「お

〈休業中は「ひとりでコツコツ」の趣味を〉

充電中のおすすめの
趣味のポイント

● ひとりでできる
● コツコツできる
● 達成感がある

料理

ガーデニング

片付け

ゲーム

いしい」と言ってもらえれば、失っていた自信の回復にもつながり、心の栄養にもなる……と、いいことずくめの趣味です。

　ガーデニングも、料理と比べて時間はかかるものの、成果がはっきりと目に見えるところがおすすめです。しかも、美しくなった庭を見た人から「きれい」などと褒められれば、やはり自信の回復につながります。

自分に合ったゲームをしよう

　意外かもしれませんが、休養中の趣味としてはゲームもおすすめです。ゲームのよいところは、その人に合ったものを選べることです。瞬発力で勝負できるものや、ゆっくりとキャラクターを育てるものなど、最近のゲームにはさまざまなタイプがあります。そのため、自分の性格やライフスタイルに合ったものを選べば、どんな人でも無理なく楽しめます。

　また、ゲームに対しては、「のめり込みそうで怖い」と思う人もいます。しかし、ある程度のめり込めるからこそ嫌なことを忘れていられるので、トータルで省エネになっているのです。大いにゲームを楽しんでください。

 ゲームといえば、「課金」が話題というか、
問題になったりしてますよね。
課金については、先生はどうお考えですか?

　課金に関しては、「この程度ならOK」と思えていて、収入と釣り合う範囲であれば、問題ないと思っています。

　しかし、課金に対して「ズルしている気分になる」「こんなことは無駄づかいでは?」などと、後ろめたい気持ちになるようであれば、課金はしないでおくか、金額を制限したほうがいいでしょうね。

運動は「元気なときの趣味」と心得よう

運動はエネルギーを消耗する行為です。元気なときにはおすすめできますが、ストレスで疲れ切っているときには避けてください。

運動は「エネルギーを減らす行為」

スポーツや登山などの体を動かす趣味は、元気なときにはとてもおすすめです。体を動かすことで気分がスッキリするでしょうし、健康にもいいですからね。**ストレスが溜まっているときでも、第1段階であれば、スポーツはとても有効なストレスケアです。**

 では、第2段階の私は、趣味のテニスに取り組んでもいいんでしょうか？それなら時間をもてあますこともないのですが……。

残念ながら、**第2段階や第3段階に至っている人には、激しい運動はおすすめできません。** もちろん、ハードに動くならテニスも避けたほうがいいでしょう。

理由は、運動は「疲れる」からです。 運動は「エネルギーを減らす行為」ですよね。充電ではなく放電。

第2段階・第3段階の人の心身は、かなりの疲労状態にあります。同じ行為でも2倍・3倍の疲労感になることを思い出してください。そこで運動をすれば、かえって疲労を重ねることになり、ストレスが一気に増えてしまいかねません。鈴木さんの旅行も同じですね。

おすすめの運動はウォーキング

 でも、できれば体を動かしたいんです。
何かおすすめの運動はありませんか?

　休養（充電）中の運動でおすすめできるとしたら、ウォーキングやヨガといった、ひとりでできて、体がさほどクタクタに疲れることのないものがいいですね。

　とくにウォーキングはおすすめです。家から一歩外に出ればできるという手軽さはもちろん、歩きながら「風が心地よいな」と感じたり、外の景色を眺めて「花がきれいだな」「季節はもう秋か」などと気づける楽しみもあり、快感情を積極的に増やすことができるところもポイントです。

　ただし、ウォーキングのような軽い運動とはいえ、自分ができる範囲で行うのが原則です。心地いいなと思える程度にとどめ、過度な負荷をかけないように心がけましょう。

〈「運動」はエネルギーを減らす〉

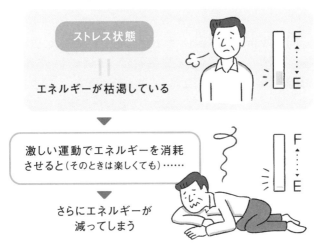

ストレス状態
＝
エネルギーが枯渇している

激しい運動でエネルギーを消耗させると（そのときは楽しくても）……

さらにエネルギーが減ってしまう

ノンアルコール飲料を利用して 上手な「アルコール断ち」を

休養中のアルコール摂取は、あまりおすすめできません。アルコールをなかなかやめられない場合は、ノンアルコール飲料をうまく利用しましょう。

アルコールは睡眠を阻害する

　ストレスが溜まると、眠るため、忘れるために、アルコールを飲む量が増えてきがちです。

　私も、寝つきをよくするために、お酒を飲んでしまいます。

　そうですね。田中さんに限らず、「眠れないから酒を飲む」という、いわゆる「寝酒」を習慣にしている人は多いはずです。ただ、最近のアルコールにまつわるほとんどの研究で、アルコールは睡眠を阻害するという結果が出ています。

　アルコールを摂取すると、たしかに寝つきはよくなります。しかし、睡眠の後半になると覚醒状態へと切り替わるため、途中覚醒や早朝覚醒を引き起こしてしまいます。つまり熟睡ができないということです。**また、アルコールを3〜7日も続けて飲めば、耐性ができ、寝つきのよささえも失われてしまいます。**

　このようにアルコールによって睡眠の質が悪くなると、睡眠不足により危機的状態にあると脳は判断します。すると、それに反応して「理由は思い当たらないけど、何となく落ち着かない」という漠然とした不安が強まるのです。

〈飲酒と睡眠の関係〉

健全な睡眠パターンとアルコールが残った状態の睡眠パターンの違い

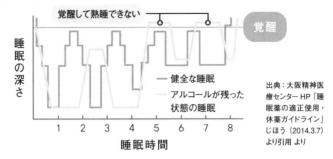

出典：大阪精神医療センターHP「睡眠薬の適正使用・休薬ガイドライン」じほう（2014.3.7）より引用 より

ノンアルコール飲料を利用しよう

でも、アルコールをやめるのって難しいですよね。何か方法はないのでしょうか？

　そうですね。アルコールはとても依存性の高い物質なので、いわゆるアルコール依存症とまではいかなくても、「体に悪いとは知りながらも、何となくやめられない」という状態を引き起こします。そのようなレベルの人には、「アルコールの害」の説明が効かない場合が多いのです。

　そんな人は、考え方を変えてみましょう。**無理をしてアルコールをスパッと断ち切る必要はありません**。自分の意思とは関係なくアルコールに手がのびてしまうのですから、その手にアルコールではない別なものを握らせればいいのです。

　そこでおすすめなのが、ノンアルコール飲料。最近のノンアルコール飲料はよくできていて、味やにおいが本物のアルコールにとても近いものばかりです。アルコールの代わりに飲めば、満足感が得られやすくなります。これでうまくやっている人も多いので、ぜひ皆さんも試してみてください。

人に頼っても
いいんですか？

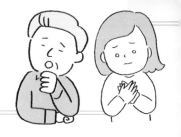

　料理にガーデニング、ゲーム、ウォーキングかぁ……。どれもひとりでできるし、簡単なものばかりだから、休養中でも気軽に始められそうだ。

　それに、「ひとりでできる」というのは、大切なポイントのような気がする。まだまだ手のかかる子どもがいるから、なるべくひとりでできるもののほうがいい。

　でも、「ひとりでできる」ことにも限りはあるんじゃないだろうか。何だかんだいっても、休養するということは、結局はだれかの迷惑になってしまうのではないか ── そんな気持ちから、私は先生に尋ねてみた。

 自分ひとりでは、ストレスケアが難しい
ときもあると思うんですよね。
そういう場合は、どうしたらいいんでしょうか？

 そうですよね。私の場合、だれかに頼るのは、
抵抗があるんですが……。

　それは、課長っぽい言葉だと思った。課長は私たち部下にも、あまり頼ろうとしないから。

 ひとりでは困難なことがあれば、
どんどん人に頼るべきです。

どんどんって……頼ったりしたら、
なんだか負けたような気がするし、
相手の迷惑になったりしませんか?

 借りを作りたくないという方も多いのですが、
そもそも人は頼りながら生きていく動物です。
元気になったら、頼ったことについて、
ちゃんと感謝を伝えればいいんです。

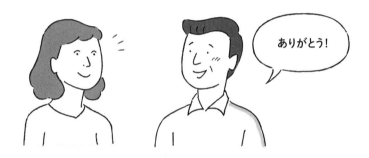

ありがとう!

 感謝、ですか。そういえば、だれかに
感謝したことって、最近あまりなかったなぁ。

 そうでしたか。では、これからは
今までの分も、感謝できるといいですね。

　先生がにっこりと笑うと、課長もつられて微笑んだ。やっぱ
り課長の笑顔なんて、これまであまり記憶がない気がする。

 ですから、ご家族、同僚はもちろん、
医師や私たちカウンセラーにも
どんどん頼っていきましょう。

あなたの「つらさ」「苦しさ」を人に話してみよう

だれかに自分のつらさや苦しさを打ち明けることは、回復の手助けになります。ここでは、人に話すことでどのようにストレスが減るのかをご説明します。

感情が「伝達欲求」を生む

童話の「王様の耳はロバの耳」のように、抱えている気持ちや思いを吐き出すと、気持ちが落ち着くものです。

ストレスを抱えているみなさんも、今抱えているつらさや苦しみをだれかに話せば、少なくとも今よりは心がスッキリするのではないでしょうか。

 でも、問題は解決していないのに、どうして話しただけで、スッキリするのでしょうか？

その理由は、ストレスが生まれたときに湧き上がる「感情」にあります。

〈伝達欲求の中の2つの欲求〉

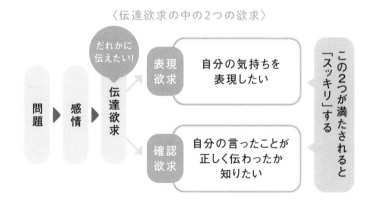

問題 ▶ 感情 ▶ 伝達欲求

だれかに伝えたい！

表現欲求 ─ 自分の気持ちを表現したい

確認欲求 ─ 自分の言ったことが正しく伝わったか知りたい

この2つが満たされると「スッキリ」する

　第3章で、「感情（快感情・不快感情）」は自主的に行動するためのものだとお話ししましたね。**じつは感情には、もうひとつの役割があります。それは、「自分の状態を伝える」ということです。**

　もともと人は、単独で生活するのではなく、助け合いながら命をつなぐ動物です。たとえば、獰猛な動物に襲われ、「恐怖」の感情が起こったとします。そのとき、あなたはきっと自然に「助けて!」と人に伝えようとするはずです。これが、感情の「伝える」役割——伝達欲求と呼ばれるものです。**とくに自分がピンチのときには、感情を伝えたいという伝達欲求が大きくなります。**

話して反応してもらって「スッキリ」する

　感情の伝達欲求は、さらに2つの欲求から構成されています。「自分の気持ちを表現したい」という「表現欲求」と、「自分の言ったことが正しく伝わっているかを知りたい」という「確認欲求」です。

　何かに襲われて「恐怖」を感じたとき、「助けて!」と叫ぶことで、まずは表現欲求が満たされます。

　しかし、もうひとつの確認欲求は満たされていません。「助けて!」と言葉を発したからには、相手からの返事がなければ満足できないのです。

　せっかく助けを求めたのに、相手から返事がなかったり、あったとしても「自分で何とかしなよ」といったそっけない返事が返ってきたとしたら、スッキリするどころか、かえって傷ついてしまいます。

　でも逆に、**相手から「今、助けに行くぞ!」などの返事があったらどうでしょう。そうです。表現欲求も確認欲求も満たされ、伝達欲求そのものが満足します。**これが、だれかに苦しみを打ち明けたときの「スッキリ」感につながるのです。

人に話すときには「どのように」つらいかを伝えよう

ストレスについて打ち明けるときには、話をじっくり聞いてくれる相手を選び、つらさや苦しさを素直に話すようにしましょう。

危機を避けるために「話す」

 しかし、悩みを話すといっても、弱音を吐くようで、どうしても気が引けてしまいそうです。うまく相談するコツはありますか。

たしかに、せっかく話をしても真剣に受け止められなかったり、実行困難なアドバイスをされたりと、嫌な思いをした経験がある人も多いでしょう。

だからといって、人に話したい気持ちを抑えるのは、決して得策とはいえません。危機に瀕しているのに、助けを求めないでいると、状態が悪化する可能性が高くなるからです。

つまり、感情の伝達欲求を満たすことは、さらなる危機的状態を避けることでもあるのです。

「だれに」「どのように」話すかを考える

つらさや苦しさを打ち明ける場合には、話す人を選ぶとよいでしょう。問題を解決したいときは、その問題にくわしい人に相談します。でも、つらさを吐き出したいときは、あなたの**話をさえぎらずに、じっくりと耳を傾けてくれる人に聞き役をお願いしましょう**。

　そして話す前には、「自分の言うことをただ聞いてほしい」「自分でもよくわからないつらさを話すので、びっくりするかもしれないけれど、受け止めてほしい」と頼めば、聞き手も対応しやすくなります。

　最近はSNSなどで悩みを話す人も増えてきましたが、相手がどう対応するかわからないので、危険な面があります。もしつらい思いをしたら、すぐにその人と距離を取りましょう。

　また、相手に話すときには、ストレスを感じた経緯だけでなく、「どのように苦しく、どのように感じているのか」を伝えるようにします。そうすれば、聞き手もあなたのつらさや苦しみをより理解しやすくなります。たとえば、「仕事がうまくいかない」と伝えるよりも、「食事が喉を通らなくなってきた」「自分が自分だと思えないほど苦しい」といった今の状態や、感じていることを言葉にして話してみましょう。

〈人に苦しみを打ち明けるときのポイント〉

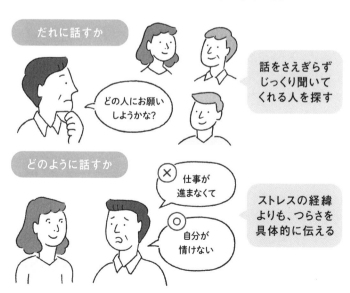

だれに話すか

どの人にお願いしようかな?

話をさえぎらずじっくり聞いてくれる人を探す

どのように話すか

✕ 仕事が進まなくて

◎ 自分が情けない

ストレスの経緯よりも、つらさを具体的に伝える

精神科は「心がつらいとき」に頼れる存在

精神科の受診には、抵抗を感じる人が多いことでしょう。しかし、きちんと休息しやすい環境づくりのためには、精神科医の手助けが必要な場合もあります。

精神科受診のメリットは？

　自分ひとりでのケアが難しい場合や、休養について職場や家族からの理解が得られない場合などには、精神科に頼るのが有効です。

 でも、精神科を受診するのは、何だか抵抗があるんですよね……。

　そのように思っている人は多いようですね。しかし、精神科を受診することには、メリットがたくさんあるのです。
　まず、**ストレスから回復するには、十分な休息が必要です。その休息には、不眠と不安の解決が欠かせません。この両者への対処に慣れているのが、精神科医です。**
　不眠や不安が強いときには、睡眠導入剤や抗不安薬などを処方してくれます。これらは、あなたが十分に休養がとれるように、サポートをしてくれる薬剤です。
　さらに、休養をとりたいと思っても、会社や家族への説明は難しいものです。あなたひとりの判断で「休みたい」と言っても、簡単には理解を得られないことが多いと思います。そこで、**精神科医に診断書を出してもらえば、「この人はどういう状態で、どの程度の休養が必要なのか」ということを明確にでき、休養がとりやすくなります。**

　ただ、精神科医に話を聞いてもらおうと期待しすぎてはいけません。医師は多くの患者を診る必要があるため、ひとりひとりに十分な時間を割けないのがふつうです。

　感情の吐き出しには、カウンセラーを探すといいでしょう。

「心のチェック」として受診を

 でも、「こんな軽い状態で精神科にかかってもいいのかな?」と思うこともありそうですよね?

　胃の調子が悪ければ胃腸科を受診しますし、歯が痛くなったら歯医者に行きますよね。ならば、心が少しでもつらいと感じているのなら、同じように精神科を受診すべきです。「ちょっと自分の心の状態をチェックしに行ってくる」というぐらいの気持ちで、受診してください。

　医療を活用するかどうかが大きな悩みになってしまうときもあります。そんなときは、その悩みをプロのカウンセラーに相談すればいいのです。適切な助言をもらえるでしょう。

〈心のつらさを感じたら精神科へ〉

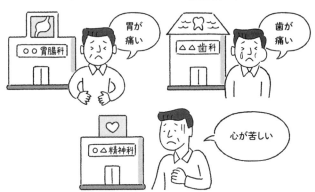

「正しいストレスケアをしよう」

の **まとめ**

- [ ] ストレスケアの前に、自分のストレスの状況を客観的につかもう。
- [ ] ストレスケアは「早期発見、早期対処」が基本。
- [ ] ストレスケアは「刺激から遠ざかる」「休養する」「生活環境を整える」の3つを中心に行う。
- [ ] 休養（充電）中は、ひたすらダラダラすることが大切。
- [ ] 休養（充電）中には、ひとりでコツコツできる趣味に取り組んでみよう。
- [ ] ストレス状態のときには、激しいスポーツは厳禁。
- [ ] ストレスのつらさや苦しさを人に話すことで、不安な気持ちが安定する。
- [ ] ひとりでの回復が難しいときには、精神科を活用するという知恵をもとう。

 私も自分のストレス状態を素直に認めて、早めにストレスケアができるように心がけようと思います。

 そうですね。ストレスに気づいたら、しっかり休むことを大切にしてくださいね。

5

ストレスケアの
ケーススタディー

ストレスケアに正解はありません。
人によってストレスの原因も違えば、感じている苦しみも違います。
ここではさまざまなストレスのケースを例に挙げ、
それぞれの状況に沿ったストレスケアを紹介します。
自分に当てはまるものがあれば、ぜひ参考にしてみてください。

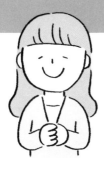

相談者

長谷川ミサキ（28歳）
以前、ストレス状態にあった父がカウンセ
リングを受け、元気を取り戻していった様
子を見たことから、カウンセラーを目指し
ている。

仕事のストレスは
どのように
ケアすべきですか?

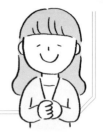

どうしたらカウンセラーになれますか?

　はじめて下園先生に会ったとき、私はいきなりそう言った。今考えると、ちょっと恥ずかしい質問だったけれど、でも正直な話、それがいちばん訊きたいことだったのよね。

長谷川さんは、なぜカウンセラーに
なりたいと思ったのですか?

ストレスで苦しんでいた父を、救ってくれた
カウンセラーさんにあこがれたんです。

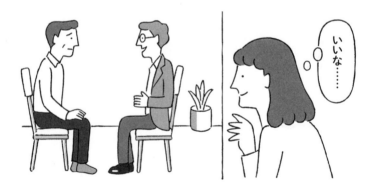

　数年前、父がストレスで体を壊したとき、仕事もできないくらい疲れきっている姿を、どうしていいかわからずただ見ていた私。そのとき父を救ったのは、熱心に話を聞いてくれたカウンセラーの先生だった。

　その先生のアドバイスのおかげで、父は少しずつ回復をしていき、数カ月後には職場にも復帰することができた。元気になって笑顔で会社から「ただいま」と帰ってきた父の姿が、私は今でも忘れられない。そしてそのときから、父のように苦しんでいる人の支えに少しでもなりたいと思った。

　そう伝えると先生は、「そうでしたか」と言ってにっこりと笑ってくれた。

それでは、カウンセラーになるための
基本的な知識を、実際のカウンセリング例を
交えて、お話ししましょう。

はい、お願いします!
先生は、ストレスを抱えた人たちに、
どんなカウンセリングをするんですか?

まずは、クライアントさんの話をしっかり
聞くことから始めます。
そして信頼関係が築けたら、今の状態から
脱出するための方法をいっしょに考えるのです。

わかります!
父も、カウンセラーさんに話を聞いてもらって、
こうすればいいっていう対処法が見えたら、
気持ちが楽になったって言っていましたから。

そうでしたか。それでは、まずは仕事に
かかわるストレスの事例での
カウンセリング例をご説明しましょう。

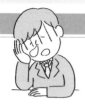

妻から最近、「ストレスが溜まっているんじゃない？仕事を少し休んだら？」と言われました。たしかにオーバーワーク気味なので、休んだほうがいいのかもしれません。しかし、人に引き継げない業務にかかわっているので、仕事を休むわけにもいきません。今のところ、ストレスもあまり感じていませんし、そのうち仕事も楽になると思うので、休まなくても大丈夫ですよね？

感じない疲労・ストレスは危険サイン

　Aさんはがむしゃらに働いているのですから、疲れが溜まり、ストレスが生じているはずです。なのに、Aさんはそれに気づいていません。これは、Aさんの中の「苦しみのプログラム」が発動しているためです。

「苦しみのプログラム」の発動に注意

　苦しみのプログラムが目の前の仕事だけに集中させ、疲労やストレスを感じないようにさせている。それがAさんの現状でしょう。このような状態を続けていると、**自分ではまだ大丈夫だと思っていても、ふとした拍子に心がポキンと折れてしまうことがあります。**

　また、Aさんは仕事を「休むわけにはいかない」と言っています。これは、苦しみのプログラムが引き起こす「しがみつき」（104ページ）だと考えられます。つまり、**「休めない」のではなく、「自分しかできない仕事だから」などと考え、仕事にしがみつこうとしているのではないでしょうか。**

体力のピークを迎える「35歳クライシス」

　次に注目したいのは、Ａさんの「35歳」という年齢です。**どんな人でも体力のピークを35歳ごろに迎え、それ以降は下り坂になります。これを私は「35歳クライシス」と呼んでいます。**

〈回復力と作業量の関係「35歳クライシス」のイメージ図〉

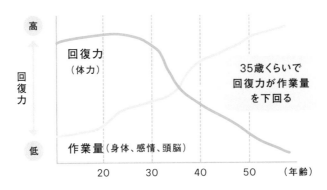

　駆け出しの20代のころは、仕事が大変といっても、自分だけの仕事です。また、体力もありますから、疲れもすぐにとれてしまいます。しかし30代になると、責任のある仕事を任され、部下や後輩、家族にも配慮が必要になってきます。しかも体力が落ちているので、疲れもなかなかとれません。それなのに、若いときのペースで休日に遊んだりするとかえって疲れてしまい、ストレスも溜まる一方になるのです。

Ａさんは、このままでも幸運に恵まれれば、今の苦しい状態を乗り越えられるかもしれません。しかし、ちょっとしたトラブルでストレスの第3段階（124ページ）におちる危険性をはらんでいます。「35歳クライシス」を理解して、自分の生き方を振り返ってみる時期かもしれません。

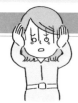

職場の上司との関係が悪く、毎日のようにパワハラを受けています。精神的に限界を感じて会社に休職を願い出たところ、「休職は認めない。休むなら辞めろ」と言われてしまいました。この年齢では再就職も難しいので、できれば会社は辞めたくありません。また、家族が自分のストレス状態を理解してくれず、休日に休んでいると「ダラダラしすぎ」と言われてしまいます。

仕事よりも命を大切に

「休むなら辞めろ」への答えはただひとつ。「そんな会社は辞めたほうがいい」です。

　これはBさんに限らず、仕事で多くのストレスを抱える人すべてにいえることです。なぜなら、仕事よりも、あなたの命のほうが大切だからです。

ストレス状態＝命の危険

　会社での仕事で苦しんでいるにもかかわらず、「会社は辞めたくない」と考える人は多いものです。

　その理由は千差万別。多くは「経済的な理由」や「再就職の難しさ」などです。しかし、**仕事と命を天秤にかけたとしたら、どちらが大切なものでしょうか？**

　極度のストレス状態というのは、命の危険にさらされているのと変わりません。たしかに仕事は大切ですが、果たしてあなたの命や健康や尊厳よりも大切なものでしょうか？

ひとりで考えず専門家に相談しよう

　ストレス状態にある人は思考や感じ方が偏ってしまうことがあります。**不安感が強く、「仕事を辞める」というあと一歩が踏み出せなかったり、パワハラをする上司に負けたくないなど、頑なな思考に陥ったりすることがあるのです。**

　こうなると、ひとりでは正しい選択ができません。**そんなときは、ぜひ信頼できるだれかに相談してください。きちんと現実的な対処まで指導してくれるカウンセラーなら心強いです。**

　また、うつ状態になっているときは、精神科を受診しましょう。逃げるにも戦うにも体力がいります。まずは自分をケアしましょう。

　ストレスに理解を示さないご家族には、精神科医やカウンセラーなどから、Bさんのストレス状態や休養の重要性を説明してもらうとよいでしょう。

〈自分がいちばん大切なものはなに?〉

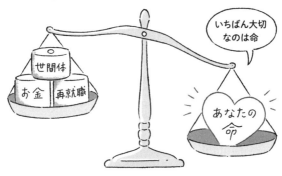

Bさんには、すぐさま仕事から離れ、じっくり休養することをおすすめします。十分に休養するためにも、休養についてご家族を説得するためにも、早めに精神科を受診するか、またはカウンセラーに相談してみてください。

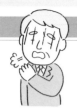

若いころから仕事一本でここまでやってきました。人よりも仕事をこなせることが何よりのよろこびで、同期入社の中でも出世は早いほうなのが自慢です。しかし最近、歳をとったせいか仕事をうまくこなせなくなり、悩んでいます。体調も悪く、弱気になってしまいます。自分の衰えを情けなく思う気持ちもありますが、それを人に知られたくないので、何とか若いころと同じペースで仕事をしようと思っています。

苦しみ（ストレス）があるから、新しい自分になれる

Cさんは仕事において、順風満帆でやってこられたようですね。そこに加齢によるストレスがのしかかったのでしょう。これは、50代に多く見られるストレスです。

でも、Cさんはこの状態を「ピンチ」のようにとらえていますが、私は「チャンス」だと思っています。

変わる必要性を感じることが成長につながる

人は、今の自分で問題がないときに、あえて生き方を変えようとはしません。生き方を変えるには多くのエネルギーが必要なので、原始人の時代から人はあまり変化を好まないのです。

ですから、単なる憧れで「こうなりたい」とか、他人から言われた「こうなりなさい」では、なかなか自分を変えることはできません。しかし、Cさんのように今の自分ではダメだという深刻な体験をすると、人は貴重なエネルギーを使ってでも、変わろうとするのです。

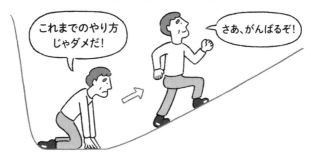

〈「底つき」からの成長〉

これまでのやり方じゃダメだ!

さあ、がんばるぞ!

落ち込みからの回復の中で変わっていける

　Cさんは、必死にこれまでの生き方を貫こうと、あれこれ努力しているが、どうもうまくいかないという現実に直面しています。気力と自信を失い、疲労も溜まってストレスの第2段階。体調不良も出ています。

　ただ、この苦しさの中だからこそ、ふと気づくことがあるのです。「**がむしゃらに生きるだけでは、ダメなんじゃないか**」と。**それがまさに変化であり、新しい自分への脱皮になります。**

　とくにCさんのように「自分はできる」という自負のある人は、ストレスを軽視する傾向があります。そんな人が**挫折体験**をきっかけに、「**人はだれでもストレスを抱えるものだ**」と**思えるようになり、「がんばれば何とかなる」という考えを捨てられるようになればいいなと思います。**

> 僕なら、Cさんには気の済むまで、がんばってもらいます。少し冷たく聞こえてしまうかもしれませんが、変わるために必要な「苦しさ」に至ったとき、生き方の変化が自然に訪れるのです。Cさんの可能性を信じながら、その旅に同行していきます。

家族や子育てでの
ストレスは
どうしたらいいですか？

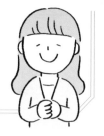

家族がストレスでも、刺激から離れられる？

　先生のストレスケア方法は、すごくシンプルだなぁって思った。だって「刺激から遠ざかる」ようにして、あとは休養するだけだから。

　でも、「刺激から遠ざかる」って簡単に言われても、現実的に、無理なときもあるんじゃないかな？

？ 先生、家族がストレスに
　感じるときって、大変ですよね。

そうですね。家族って案外難しい。
長谷川さんは、どんなところが大変だと思いますか？

先生は、「刺激から遠ざかる」ことが
大切だっておっしゃっていますよね？
でも、いっしょに住む家族が「刺激」だったら、
遠ざかることができないのではないですか？

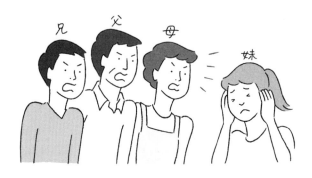

たしかにそうですね。それでも基本は、
「刺激から遠ざかる」なのですよ。

でも家族だと、毎日どうしても
顔を合わせてしまいますよね?
遠ざかるなんて無理だと思います。

そういう場合は、気持ちの中で
遠ざかればいいんです。

　気持ち?　気持ちの中で遠ざかるって、どうやるんだろう?
思わず腕組みをして考え込んでいたら、先生が「ポイントは
期待値を下げることです」と言った。

家族だからといって、
「きっとわかってくれるだろう」と期待しすぎたり、
「必ずわかり合える」と思ってはいけない、
ということです。

えっ!
家族って、わかり合えないんですか?

現実は、なかなかわかり合えないものなのです。
血のつながりがある関係のほうが、
意外と関係がこじれることが多いですしね。

　本当にそうなのかなぁ?　うちは家族が仲よしだから、いま
いち信じられないけどなぁ……。

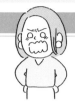

夫とは共働きで、3歳の子どもを保育園に預けています。毎日のように夫と家事や育児の分担でもめていて、「私ばかりが大変な思いをしている」とイライラ・ムカムカが募っています。子どもが反抗期に入ったこともあり、子育てでもストレスを感じていて、「産まなきゃよかった」と思ったり、そんなことを考える自分に自己嫌悪したり……と、ずっと悩んでいます。

「変えられること」に注力しよう

Dさんは、ご主人に「変わってほしい」と思っているようですね。**でも、基本的に自分以外の人の考えや気持ちは、変えられません。**それを変えようと必死になりすぎると、「こんなにやっても変えられない！」と、さらにストレスが溜まります。

まずは、「自分で変えられること」と「自分では変えられないこと」を分類して、ストレスに対処していきましょう。

家事や育児はサービスを活用して

Dさんの場合、「自分では変えられないこと」は、ご主人という「自分以外の人」の気持ちや態度です。しかし、ご主人の気持ちを変えようとして無理強いをしても、よい変化は起こりません。

それならば、「自分で変えられる」家事や育児を見直してみましょう。たとえば、家事代行や託児、キッズシッターなどの、公共または民間サービスを上手に利用するなどして、Dさんの負担を減らすべきです。

どんな親にも「育児の苦しみ」はある

Dさんのように子育てで悩むと、ときに子どもを憎く思うこともあるでしょう。しかし、それで落ち込む必要はありません。子育ては大変なエネルギーを使うとともに、自分自身の自由を奪われることも多いため、その原因となる子どもを憎く思うのは、感情の自然な流れなのです。どんな親にも、自分の子どもを嫌いになる瞬間があります。

そんな気持ちが湧いたときに孤立していると、「自分だけがダメな親だ」と落ち込みやすくなるので、なるべく人とのつながりをもつようにしましょう。

そして、いろんな人から、自分を肯定できる情報を取り入れるようにしましょう。育児の失敗談などを、インターネットや本で読んだりしてみてください。ママ友から子育ての大変さを聞くのもいいですね。きっと「みんな失敗しながら、子育てをしているんだなぁ」と思えるはずです。

〈「変えられること」と「変えられないこと」を見極める〉

神よ、私に
変えられるものを変える勇気と
変えられないものを受け入れる冷静さと、
その2つを見極める知恵を与えたまえ。—— 神学者ニーバー

アメリカの神学者、ニーバーがのこした言葉に、このようなものがあります。変えられないと感じたら、それを冷静に受け入れ、変えられるものだけを変えていくことが大切です。
「変えられること」と「変えられないこと」の見極めは、苦しさの中試行錯誤することで、だんだんうまくなります。それが「知恵」なのです。

175

夫の実家との付き合いに、ずっとストレスを感じています。夫の両親やきょうだいたちは裕福で高学歴の人が多く、私の家事や子育てにも口を出してくることが多いです。以前、子どもが中学受験に失敗したときには、「あなたに似たから失敗したんだ」と言われ、傷ついたこともありました。夫に相談しても、「放っておけ」「気にするな」と言うだけで、何もしてくれません。

夫を責めるようになる前に対処を

Eさんのようなストレスの場合、友達にグチったりして解消できるようであれば、それで問題ありません。ぜひ話を聞いてもらいましょう。

ただし、「夫の実家の人たちに理解してもらおう」と思ってはいけません。他人の考えは変えられませんから。

嫌な人からは「離れる」が原則

Eさんがこれ以上ストレスを溜めないためには、ご主人の実家の人たちと疎遠になるのがいちばんです。それも、できるだけ早めに、刺激から遠ざかりましょう。

ご主人には正直に「あなたの家族とは離れていたい」と伝えましょう。その代わり、ご主人と毎日楽しく過ごすことに注力していけばいいのです。

もし、ご主人の実家の人たちと疎遠になることに罪悪感を覚えるようであれば、ときどき手紙を送ったり、贈り物をしたりして、最低限の付き合いをすればいいのです。

「良妻賢母」を捨てよう

　ご主人の実家と疎遠になることで、抱いてしまう罪悪感のもとは、日本に根強く残る「良妻賢母」の考え方ではないでしょうか。

　妻は夫に尽くさなければならない。夫の親戚とも仲よくしなくてはいけない——この考え自体の賛否はおいておいて、**それがストレスのもとになっているのであれば、捨ててしまいましょう。**Eさんがこのまま「良妻賢母」を続けていると、ご主人の実家の人たちだけでなく、ご主人をも責めたくなってしまうはずです。大切なのは、良妻賢母であろうとすることではなく、愛している夫との関係を維持していくことではないでしょうか。

〈「良妻賢母」を見直す〉

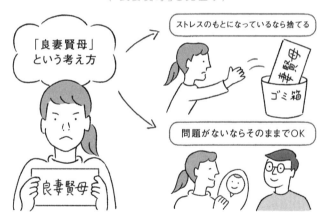

まずはご主人の実家の人たちから離れましょう。あなたのがんばりを認めない人たちとは、付き合う必要はありません。離れているうちに、それぞれの環境も変わり、ご主人の実家との上手な付き合い方が見つかる可能性もありますからね。

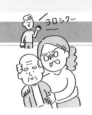

Fさん（女性・パート勤務・20歳）

きょうだい達から、親の介護を押し付けられています。それでも大切な親のためですから、介護をしていますが、つらくて親を憎く思うこともあります。見返りを求めているわけではありませんが、きょうだい達から私への感謝の言葉は皆無で、それどころか、細かいところにまでケチをつけてきます。血のつながったきょうだいなのに、私にばかり負担を押し付けるなんて……と悲しくなってしまいます。

「家族はうまくいかない」と考える

親の介護をしていると、ふとした瞬間に「この親がいなければ」などと思ってしまうことがあります。でも、それはあなたのせいでも、介護されている親御さんのせいでもありません。**あなたの中に溜まった疲れのせいです。**

きょうだいは「敵同士」

私は「家族はうまくいかないのが基本」と考えています。血のつながりはあったとしても、親もきょうだいもすべて「自分以外の人」です。自分の考えが通じない者同士が、1から10まで仲よくしていくほうが難しいのです。

しかし、なまじ血のつながりがあることで、「言わなくてもわかってくれるはず」などと考えてしまい、揉めごとが増えるものです。

とくに、きょうだい間では多くの問題が起こります。これは、**きょうだいという存在が、生物学的には親の愛情を取り合う「敵」だからといえるでしょう。**

〈きょうだいは敵同士〉

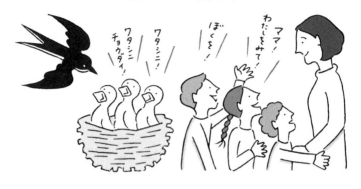

家族会議には第三者を入れる

　また、Fさんが背負っている介護については、さまざまな介護サービスを活用して、負担を極力減らすようにしましょう。サービスにかかる費用の負担については、きょうだいで話し合う必要があります。そのときには、きょうだいだけの家族会議を開くのは避けましょう。

　利害が対立するとき、家族会議はうまくいきません。とくに自分が疲労している状態では、元気な人の発言に圧されて冷静な主張もできず、あとで後悔……ということになりかねません。

　もし家族会議をするならば、必ず第三者を入れるようにしましょう。弁護士などの調停のプロを入れるのがベストですが、冷静に話を聞いてくれる近所の人でもいいでしょう。

疲労すると、「自分はダメ」と思いやすくなります。介護も大切ですが、Fさんは自分の健康第一で考えるようにしましょう。そして、早めに「自分はもうムリ。介護サービスを使おう」と、みなさんに提案してください。

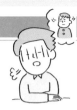

小学5年の息子が、不登校になってしまいました。妻が言うには、学校でちょっとしたことをクラスメイトからバカにされたことがきっかけだったようです。学校がつらいのであれば、無理に行く必要はないとは思うのですが、息子が毎日家でダラダラ過ごしているのが気になって仕方ありません。また、学校に行かないことで、息子の将来に影響が出るのではないかと不安になっています。

不登校はかなりの疲労状態である

　不登校は、「学校に行かない」という子どもの自己主張でもあります。そこで無理に学校に行かせたり、学校に行くようにうながしたりするのは、せっかくの子どもの自己主張をつぶすことになります。

「行かない」という子どもの決断を尊重する

「学校に行かない」という判断は、子どもにとっても一大事のはずです。それをあえて主張し、実行しているのですから、相当の強い気持ちがあるはずです。
　ですから、**親としてはそれを否定せず、「学校に行かない」ことを認めることが大切だと思います。**
「行かない」と言っている子どもを、学校に行かせようとするのは、無理な話です。その理由はもうおわかりですね。「自分以外の人間は変えられない」からです。血のつながりがある間柄では、この前提をどうしても忘れてしまい、相手を言いなりにしようとすることが多いのです。

既存の子育てにとらわれない

不登校のお子さんは、疲労がかなり溜まっています。**なぜ疲れているかは、わからなくても問題ありません。まずはしっかり休ませる。これだけです。**そうすれば、どんな子でもちゃんと復活します。親御さんは不安がらずに、お子さんをサポートしながら、回復をじっくりと待ちましょう。

Gさんはお子さんの将来に不安を抱いているようですが、今はいろいろな学び方があります。フリースクールや通信制の学校など、通学せずに自宅で学べるしくみもあります。既存の子育てや教育の考え方にとらわれずに、お子さんの可能性を探ってみましょう。

〈不登校になっても選択肢はいろいろある〉

```
          学び方はいろいろ
```

| フリースクール | 通信制学校 | インターネット学校 | 自宅学習 |

ここがいい!

お子さんが希望する学び方を探してみる

世間体などにとらわれず、まずはお子さんの気持ちを尊重して、十分に休ませてあげましょう。そして、お子さんが元気になったときに、お子さんが望むこと・やりたいことをサポートしてあげればいいのです。

181

私はおとなしい性格で、人に強く言えないタイプです。そのせいもあってか、子どもが通う保育園のママ友との関係にストレスを感じることが多いです。とくに、ママ友の中でも押しの強い「ボスママ」から、頻繁にマウンティングされるのが嫌で仕方ありません。だけど、嫌われると何をされるかわからないため、子どものためにと、何とかニコニコしながら付き合っています。

子どものためには親の心の安定を

　Hさんのような「おとなしい性格」「人に強いことを言えない」という人は、人間関係のストレスを抱えやすいですよね。まずは「刺激から遠ざかる」という、ストレスケアの基本を忘れずに実践しましょう。

子どもには子どもの世間がある

　苦手なタイプの人とは、無理に付き合う必要はありません。ママ友でも同様です。あいさつなどの最低限の付き合いだけで済まし、あとはその人の前からサッと立ち去るようにしましょう。

「そんなそっけない付き合いをしていると、子どもがいじめられるのでは」と、心配されるかもしれませんね。しかし、心配は無用です。**親には親の世間があるように、子どもには子どもの世間があります。親同士が疎遠でも、子ども同士が仲よくしたいと思えば、仲よくなります。**

　ためしに、あなたの子ども時代のことを思い出してくださ

い。あなたが仲よくしていたお友達の保護者と、あなたの親御さんは、仲よく付き合っていましたか？　そうではなく、意外とそっけない付き合いだったことが多いはずです。

〈「子の仲間」と「親の仲間」はイコールではない〉

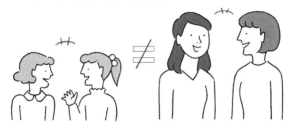

子どもがいちばん影響を受けるのは親

自分のママ友との付き合いと、子どもの友人関係は、ほとんどの場合、あまり関係ありません。子どもがいちばん影響を受けるのは、まわりの子どもやその保護者などではなく、いつもいっしょにいる親なのです。

親がつらそうにしていれば、子どももつらい気持ちになります。反対に、親が元気だと子どもも元気です。それくらい、親の精神的な状態は、子どもに影響します。

つまり、**親の気持ちが安定していれば、基本、子どもは大丈夫なのです。**ママ友との関係で悩んだら、まずは**親である自分がストレスを溜めず、心が安定した状態をキープできるような、人付き合いを心がけましょう。**

Hさんはママ友とのやり取りの中で、いろいろとがまんされてきたのでしょうね。お疲れさまでした。これからは、気の合わないママ友とは疎遠になってもOKと割り切り、心を楽にして、お子さんとともに楽しい毎日を過ごしてください。

30歳をすぎても独身で、親と同居しているうえに非正規社員であることを、ことあるごとに親からチクチク言われるのがキツいです。自分自身、こんな状態じゃダメだと思ってますし、将来への不安もあります。でも、「自分は何をやってもダメだ」と思ってしまっているので、正社員になることや結婚することなど考えられず、何もできないでいます。

世間一般の「幸せ」に惑わされない

　Iさんのような人は、とくに活発な活動をしていなくても、精神的な葛藤によってかなりエネルギーを消耗していることが多いのです。ご両親からいろいろと言われることで自信も底をつきかけているはずです。慢性の第2段階疲労状態といえるでしょう。

エネルギーと自信を回復させよう

　エネルギーも自信も失われている場合には、まずエネルギーをチャージ（充電）することを優先してください。本来なら、1ヵ月ほど休養をしたいところですが、親への体面上、それが難しいようであれば、**睡眠を長くとることを意識してください。合わせて、ウォーキングや筋トレ、ヨガなどの軽い運動をするのも効果的です**。体が元気に動くようになると、原始人的な自信が復活してきます。

　そして、エネルギーがある程度回復したら、今度は人と交わって、自信を回復していきましょう。趣味の合う仲間に会ったり、ジムに通って知り合いを作ったりして、世間話をするだ

けでも OK です。

ただし、人との交流で失敗しても、自分への評価を崩さないようにしてください。「今日はたくさんの人にあいさつできたぞ」と、少しのことでも自分を褒め、認めるようにしましょう。

回復したら、自分なりの「よい人生」を探そう

第2段階が長くなると、自分の生き方が悪いと考え始めます。ただいくら考えても、**第2段階のネガティブな発想では、さらに自信を失う答えしか出てきません。生き方問題は、元気になるまで保留するのです。**自己啓発や、宗教、哲学などの学習もこの時期は避けたほうがよいでしょう。

第1段階にもどり、気力が出てくると、人生についての悩みもそれほど気にならなくなってきます。**自分にとっての幸せの形も見えるようになるため、自分なりの「よい人生」を歩むべく、現実的な行動へと移すこともできるのです。**

〈人によって「よい人生」は違う〉

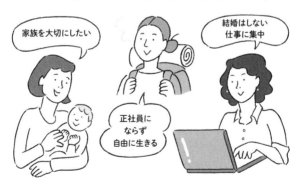

家族を大切にしたい

正社員にならず自由に生きる

結婚はしない仕事に集中

Iさんの再起動には、まずは、休養と自信のケアが必要です。第2段階から脱出できると、自然に「自分らしい生き方」が見えてくるはずです。

10代でもストレスを
抱えてしまうのですか？

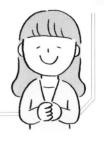

日本人の「当たり前」の考えを見直そう

　先生のカウンセリングを聞いていると、私たち自身の「こうでなくちゃいけない」「こうすべき」って考え方が、ストレスの原因じゃないかと思えてきて仕方がない。
「良妻賢母」とか、「家族は仲よくて当然」とか、わりと当たり前だと思ってたけれど、きっとそれがよくないんじゃないかな？

当たり前とされることにこだわりすぎて、
自分を大切にしないでいるのは、
ダメですよね……。

そうなんです。日本人はどうしても、
「みんなと同じ」ことを望んでしまうので、
「当たり前」にこだわりすぎてしまうんですよね。

私もそうです。「みんながもってる」の言葉に弱く
「これいいよね」って言われているものを、
買ったりしちゃいますから……。

それを自分で納得できているならいいですけど、
「どうも違うな？」と思ったら、
ちゃんと自分の軸で判断すべきですね。

　本当にそのとおりだと思う。幼いころから「当たり前」だと思っていたことも、もしかしたら、世の中からの押し付けかもしれ

ないし……。そんな考え方をまったくしてこなかった。

でも待って、もし小さいころからそんな押し付けがあるのなら、子どもだってストレスを感じてるってこと？

先生、若い人——
たとえば10代の人でも、
ストレスって抱えるんですか？

もちろんです。
現代のストレスは人間関係から
生まれますから、どんな年代の人でも
ストレスを抱えてしまいますよ。

そうなんですね。それってやっぱり、
10代の子どもでも、「こうすべき」に
とらわれているということでしょうか？

10代の場合は、ご本人のとらわれというより、
保護者の態度や対応の影響が大きいのです。

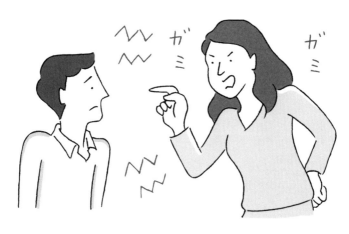

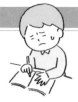

僕は小学6年生です。来年の2月に中学受験をする予定です。親から勧められたこともあり、小学2年のときから中学受験のために塾に通って勉強してきました。でも、4年生の二学期ぐらいから、成績がのびなくなりました。何となくだけど、自分としては限界というか……。本当は受験をやめたいです。でも、親をがっかりさせたくないので、なかなか言い出せません。

親と子の認識の違いに注意

　子どもは「親の幸せが自分の幸せ」と感じるものです。なので、どんな大変なことでも、親子そろってがんばっていけるのなら、問題はありません。しかし、そうでない場合は、注意が必要になります。

受験は子どもの状態で判断する

　現在、Jくんは自信を失い、エネルギーが底をつきかけている状態です。疲労を自覚してもいますよね。ここまでかなりがんばってきたのでしょう。

　しかし、親御さんはJくんの疲労には気づいていないようです。おそらく、受験が近づくにつれ、ますます熱心になり叱咤激励も多くなっていくことでしょう。こういった親子での認識の違いが、子どもを苦しめることになります。

　親はまだまだがんばれても、子どもががんばれないようであれば、中学受験は中断すべきでしょう。実際に勉強をし続けなければならないのは、子ども自身ですから……。

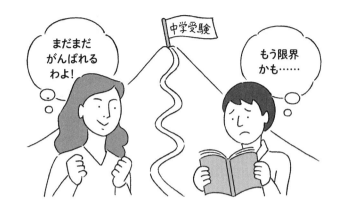

「上手な挫折」を知ろう

　中学受験について、お子さんから「もう無理」「やめたい」といった訴えがあった場合には、がまんして乗り越えさせて自信をつけようなどと考えず、**まずは自分の疲労に気づいたことを褒めてあげてください**。お子さんとしては、かなりの勇気の要ることをしたのですから。

　どんな人だって、人生の中で挫折することは何度かあります。**挫折しないことを強制するのではなく、「いかに上手に挫折できるか」を考えるべきです**。そして、それをお子さんに教えサポートするのが、親の役割です。

　大きな被害にならないうちに、挫折することを勧める。その後の立ち直りをサポートする。そういった心がけが、中学受験などの重大イベントでは必要になります。

親御さんが教育するべきは、中学受験という仕事の乗り切り方ではなく、生き方。中でも挫折の乗り切り方は重要です。柔道を学ぶときもまず受け身から始めます。今が人生の受け身をきちんと教えてあげるいいチャンスなのだと捉えてください。

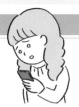

SNSに自分で描いたイラストをアップしているのですが、なかなか評価をもらえません。ほかの人が「いいね」をもらっていると何だかくやしいし、ムカムカするというか……。なので、「いいね」をもらえるようにいろいろと努力していますが、うまくいきません。しかもエゴサーチをしたら、自分のイラストを「大したことない」と書き込んでいる人がいて、さらにショックを受けています。

心を安定させて
上手な自己アピールを

　Kさんの世代では、コミュニケーションにSNSが欠かせませんね。そこで、疲れているときと、元気なときとに分けてSNSとの付き合い方をご説明しましょう。

バッシングに慣れることも大切

　ストレスが溜まって疲れているときには、SNS はなるべく見ないようにします。 SNS から押し寄せる情報の波にさらされていると、疲れが一気に増えてしまいますから。なので、元気になったら、また見るようにすればいいと思います。

　反対に元気なときには、バッシングに慣れる訓練をしておきます。 画面の向こう側にいる、さまざまな人を想定して、SNS を眺めてみましょう。すると、「この人はひどいことを言っているけど、自分を攻撃しているわけじゃない」「この人はグチを言いたいだけだな」などと気づけるはずです。

　バッシングしてくる相手は、ネット上でしか強いことが言えない「ネット弁慶」であることが多いものです。相手の気持ち

や立場を考える想像力がなく、匿名でなければ発言できないような人たちばかりです。そのことに気づけば、ある程度の悪口は、流せるようになります。

〈SNSを自分の味方にする方法〉

SNSとの付き合い方

疲れているとき

見ないようにする

↓

SNSをシャットアウト。
元気になったら戻ってくる
ようにする

元気なとき

バッシングに慣れる

↓

心に余裕があるときに
SNSの向こう側にいる人を
眺め想像する

期待値を下げてアピールする

ここ数年、SNSでの「映え」によって、自分をアピールする人が増えています。私はこれを悪いとは思いません。これからの時代は、自分で情報発信をしないと、だれにも認められない時代になると考えているからです。

だからといって、すべての人に認められなくてもいいのです。**気の合う仲間を探すつもりで、自分のよさをアピールする。**そして、**人からの評価を受けてしまう状況のときは、まずは自分自身で、評価への期待値を下げておく。**そんな心がけをしながら、どんどんアピールしていきましょう。

Kさんのイラストを「好き」と言ってくれる人は、少なからずいるのではないでしょうか？　批判の言葉に惑わされず、あなたのイラストを好んでくれる人に向けて、これからも情報発信をしていってください。

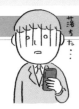

現在、就職活動中なのですが、なかなか内定がもらえません。不採用続きで落ち込み、かなりストレスを感じています。とくに、まわりの友達が内定をたくさんもらっていると聞くと、「どうして自分だけがダメなんだろう?」と落ち込みますし、不採用のたびに「またダメだったの?」と親から言われるのも、結構なプレッシャーになっています。世間から不要と言われているようでいたたまれないです。

就職活動では「ダメ出し」を感じやすい

　ストレスフルだといって、すべてのトラブルを避けていては、成長もできないしチャンスもつかめません。若くてエネルギーがあるときだからこそ、人はチャレンジするのです。とはいえ、現代の就職でのストレスは、周囲が考えるより、かなり大きいのが現状です。

ストレスの第2段階まではがんばろう

　必死でがんばっているにもかかわらず、「ダメ出し」をされ続けると、エネルギーが一気に減っていきます。そして最終的には、「自分は何をやってもダメ」といった考えに至り、自信を失ってしまうのです。

　まずは休養（充電）を心がけながら、就職活動をコツコツと続けてみましょう。ストレスの第2段階まではがんばってもいいでしょう。

　ただし、不眠や食欲不振などのストレスの症状が強くなっている場合には、たとえ内定をもらえたとしても、就職後に

活動できなくなる可能性があります。専門家に相談し、今後の対応を検討してください。

周囲のプレッシャーから離れよう

前にもお話ししましたが、現代人のストレスは人間関係から生まれています。Lさんも、内定がなかなかもらえないことだけでなく、内定をもらっているまわりの学生と比較して、ストレスを感じています。そこに親御さんのプレッシャーも加わって、強いストレスになっています。

親御さんや内定をもらっているお友達には、自分の状況がつらいこと、そしてなるべくプレッシャーをかけないでほしいことを伝えましょう。そして、できるだけひとりになれる時間を作り、休養をとるようにしてください。

〈不採用だけでなく周囲の反応にもストレス〉

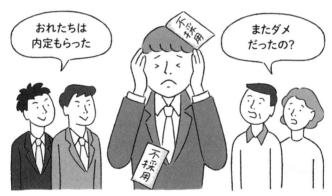

ここでも、親御さんは心配や不安から口を出しがちですが、子どもは予想以上に社会からのダメージを受けています。プレッシャーを与えず、子どもを信じて、就活だけに専念させましょう。

病気や治療による
ストレスはどうケア
すればいいですか？

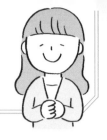

病気が治ればストレスも消える？

　先生の話を聞いていたら、多くの人のストレスのきっかけは、受験とか就職とか、結婚、出産みたいな、人生の大きなイベントなんじゃないかな……と思えた。

先生、人は人生の大きなイベントがあると、
ストレスを抱えやすくなるんですか？

そのとおりです。
大きなイベントというのは、感情も動きやすく、
環境の変化をともなうため、
エネルギーが低下しやすいのです。

環境が変わることが原因なら、
たとえば病気などで入院しても、
ストレスになるってことですよね。

もちろんです。
病気そのものがストレスですし、
治療の苦しさが加わることもあります。

　病気だって、人生の大きなイベントといえそうだし、病気になると心のもち方はもちろん、生活の仕方も変わるから、ストレスを感じてしまうのかも。

　……でも、病気って治るよね？　だったらストレスも、病気といっしょにサヨナラできるのかな？

 ？　先生、治療が終わって病気が治れば、
　　ストレスは解消されるんですか？

 完治が見込める病気であれば、そうでしょうね。
しかし、この世の中には、完治が見込めない
深刻な病気もありますから。
そんな人には、「物語」の書き換えが必要です。

〈人生の転機には「物語」を書き換える〉

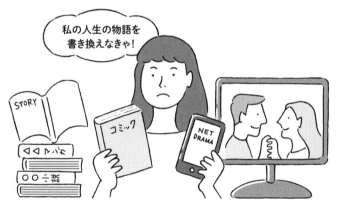

 ？　物語？　それって、本とかドラマに
　　あるような「物語」のことですか？

 ええ、そうです。それでは、
難しい病気や治療でストレスを抱える人への、
カウンセリング例についてお話ししましょう。

195

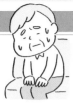

大卒で入社して以来、これまで仕事に熱中して生きてきました。定年まであと5年。老後の蓄えのためにもまだまだがんばろう！と思っていたときに、健康診断で大きな病気が見つかってしまいました。休職して治療することになったのですが、休んでいる間にほかの人にポジションを奪われてしまうのではないかと気が気ではありません。また、仕事が乗っているときに病気になった自分を、「何て弱いんだろう」と感じています。

病気後の落ち込みの対処は 2パターン

　大きな病気が見つかると、どんな人でも一時的に落ち込み、うつ状態になります。

　しかし、落ち込みっぱなしのままでいることはありません。それは、落ち込むような「苦しみ」は、「このままではいられない」という欲求の表れだからです。

治療が進むと気持ちも回復する

　どんなにやっかいな病気であっても、治る見込みのあるものであれば、一度ドンと気持ちが落ち込んだあとに、気力はグッと上がっていきます。感情が、病気と闘うことに向くからです。Mさんも、**今は治療前で、心がまだ仕事に向いていますが、いったん治療が始まってしまえば、仕事へのこだわりも薄くなるはずです。**

　そして、治療が進むとともに、体が健康にもどっていく実感を感じられるので、体の健康とともに心の健康も回復するのが一般的です。

完治が難しいと「新しい物語」が必要

　しかし、完治が難しい病気の場合は、そうはいきません。これまで生きてきた人生と、まったく違うものを考える必要があります。**私はこれを「物語の書き換え」と呼んでいます。**

　人は自分の体験を、「この経験にはこんな意味があった」と理解できると、自分の人生を一貫性のある物語として感じられ、とても安心するものです。

　完治しない病気に向き合うには、病気とともに歩む人生にどんな意味があるのかを、物語にしなくてはなりません。これまでとは違う「物語」を考えていく必要があるのです。その物語は、すぐに見つかるものではありませんが、苦しいからこそ必死で見つけようとします。

　小説や映画、家族や友人との会話、ほかの患者さんとの交流が「物語」を見つけるヒントになることも多いようです。

〈「物語」は書き換えるもの〉

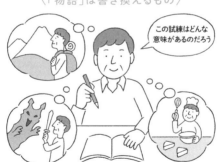

この試練はどんな意味があるのだろう

Mさんが今できることは、治療に専念し、休息を十分にとることです。その間は、仕事のことは棚上げしておきましょう。治療が進みご自分の人生との関係が明らかになるにつれ、自然に新たな物語を紡ぐようになります。

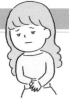

結婚して7年目になります。子どもがなかなかできないため、2年前から不妊治療をしています。しかし治療がうまくいかず、ストレスを感じています。治療をやめようとも思うのですが、これまでかかった費用を無駄にするのもどうかな……と思い、踏ん切りがつきません。夫は今のところ協力的ですが、「別に無理しなくてもいいんじゃないの?」と言うこともあります。

自分の心身の健康を第一に考える

　不妊治療はうまくいかないことも多く、必死の努力もなかなか実りにくいものです。期待が外れるたびに、強烈なダメ出しを何回も食らい続けるような気持ちになる人が多いのです。

不妊治療は「がんばり」が通用しない

　不妊は運動神経のように、生まれつきの体質や運がかかわる部分が大きいこともあり、「がむしゃらに」「コツコツと」がんばれば何とかなるというものでもありません。

　しかし、不妊治療がうまくいかないと、「自分のどこかがおかしいせいだ」「自分は欠陥品のようなものだ」と感じやすくなり、心が消耗してしまいます。しかも、不妊治療には多額の費用がかかるため、「ここまでかなりお金をかけたのだから」と考えてしまい、やめる選択がしにくいものです。

　しかし、あまりにも精神的につらいときには、中断する選択も視野に入れましょう。 子どもという愛おしい存在を欲する気持ちは、自然なことです。しかし、冷静に考えてみると、あ

なたの心身が健康であることが第一なのです。

まわりの理解を得よう

　女性にとっては、不妊治療がうまくいかないこと以前に、不妊治療自体がすでに大きなストレスになっている場合があります。そのことを、パートナーはもちろん、両親や義両親など、まわりの人たちが十分に理解しなければなりません。**不妊治療の大変さや、女性のつらさなどを、まわりの人にご夫婦から話してもいいでしょうし、担当の医師から話してもらってもいいでしょう。**

　また、同じ悩みをもつ人々との交流の中で、苦しさが軽くなったり、新しい物語が紡がれることもあります。参加できそうな場をネットなどで検索してみるのもひとつの手です。

〈不妊治療のつらさは治療だけじゃない〉

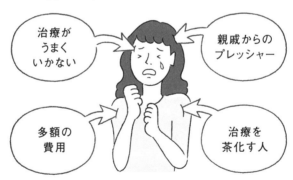

治療がうまくいかない

親戚からのプレッシャー

多額の費用

治療を茶化す人

Nさんは2年間、つらい思いをされてきたのでしょうね。あまりにも苦しみが強い場合は、ご主人と相談をして、治療を中断するなどの決断が必要かもしれません。何よりも大切なのは、あなた自身の心身の健康なのですから。

199

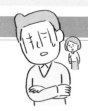

上司のパワハラを受け、仕事に支障が出るほどの強いストレスを感じています。家族に相談したところ、精神科の受診を勧められました。しかし、どの病院を受診すればいいかわかりませんし、精神科の受診にも抵抗があります。また、最近はどの精神科も予約がいっぱいで、受診が1カ月後になることもあると聞いています。受診するまで、どうすればいいのかもわかりません。

休養するために精神科を活用しよう

〇さんはかなり大変な状況のようです。早めに休養するためにも、すみやかに精神科を受診すべきです。診断書を書いてもらえれば、休養もとりやすくなりますし、不眠や不安などを解消する処方薬も出してもらえますから。

早めに精神科を受診しよう

つらさや苦しみを感じたら、なるべく早めに精神科を受診すべきだと私は考えています。その理由は160、161ページでもお話ししましたが、**精神科医はストレス症状を診察するのに慣れていて、休養しやすいように診断書や処方薬を出してくれる存在だからです。**

受診すべき精神科を探すには、近場ですぐに診てくれるところを選びましょう。自分で探せない場合には、市町村の保健センターに相談してみてください。

受診までに時間がある場合には、ストレスを感じる刺激からは離れ、休養を心がけてください。頼れる人に気持ちを話

し、眠ることと食事を優先して、過ごすようにしましょう。

精神科医は「診断書と薬を出す」存在

　精神科を受診する際には、ひとつだけ心に留めておいてほしいことがあります。それは、「精神科医に名医を求めない」ことです。これは「精神科医には名医がいない」という意味ではありません。どんな名医でも、今のつらさをすぐに100%なくしてくれる人はいないということです。名医を求め歩くと、期待外れが続くことでさらにストレスが深くなる場合があります。

　ストレス症状は、精神科医だけが治すのではなく、刺激から離れ、休養し、環境を整えることで治っていきます。精神科医は、休養するのに必要な診断書や、適切な処方薬を出してくれる心強い味方と理解しましょう。

〈精神科医は「診断書」と「薬」をくれる人と考える〉

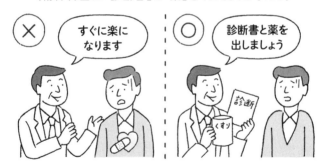

Ｏさんはすぐにでも市町村の保健センターに問い合わせ、早めに受診できる精神科がないか、探してみるべきでしょう。受診できるまで時間がかかる場合には、なるべく疲労しないように、休養を心がけて過ごしてください。

「ストレスケアのケーススタディー」
の **まとめ**

☐ 仕事にまつわるストレスをケアするには、まずは刺激となっている仕事から離れ、休息をとるように心がける。

☐ 「家族は仲がいいもの」「良妻賢母」といった、既成の考えにとらわれず、自分の心身の健康を第一にしたストレスケアをすること。

☐ 子どものストレスには、親の対応が大きな影響を与える。

☐ 病気やその治療によるストレスは、治療が終わるとゆっくりと回復していく。しかし、完治が難しい病気の場合には、これからどのように生きるべきかの指針になる「物語の書き換え」が必要になる。

この章で示したカウンセリングは、
あくまで一例です。実際は、クライアントさん
ひとりひとりの状態や環境に合わせて、
より個別のアドバイスをしていきます。

わかりました！　私も早く、多くの人の
サポートができるようになりたいです！

6

身近な人の
ストレスに
対処しよう

友人や家族などの身近な人がストレスで苦しんでいる。
しかし、どう接したらいいのかわからない……と
悩んでいる人は多いのではないでしょうか。
この章では、まわりにいるあなただからこそできる
サポートの方法を説明します。

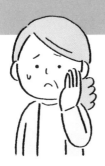

相談者

田村キヨミ（49歳）
ストレスでつらそうな夫をどうにかして助
けたい。しかし、どうすればいいかがわか
らず、漠然とした不安感でいっぱいになっ
ている。

そばにいる人が
できることって
あるんですか？

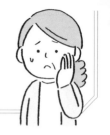

私に何ができるでしょうか？

　それは、私の自信のなさから出た言葉だった。

　夫は仕事のストレスで苦しんでいる。そのことに私は気づけなかった。悩みのひとつも聞いてあげていなかった。

　そう考えると、夫のストレスが悪化したのは私のせいではないか——そんな気持ちでいっぱいだった。

　夫をストレスまみれのままにしておくわけにはいかない。何とかしてあげたい。でも、こんな私に、夫にしてあげられることはあるのだろうか？

　その答えを知りたくて、私は下園先生のカウンセリングを受けにきた。

そばにいる家族や友人だからこそ、
できるサポートがあるんですよ。

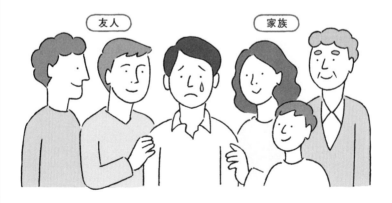

　私にできること——先生のその言葉に導かれて、私は俯かせていた顔を上げた。

でも、夫が仕事で悩んでいたことに
気づけなかった、
いや、気づこうともしなかった
私が、夫のストレスを
どうにかすることなんてできないと思うんです。

ストレスは、まわりの人はもちろん、
ストレスを抱える本人だって
気づけないことのほうが多いんですよ。

? えっ!
……そうなんですか?

はい。いつ、どうやってストレスを
抱えたのかさえ、本人にもわかりません。
ですから、「どうしてストレスを
抱えてしまったのか」という原因追及も、
あまり意味のないことなんです。

そうなんですね……。
では、いったいどうしたらいいのでしょうか?
私は何をすればいいのでしょうか?

まずは、ストレスを抱えた家族や友人に
接するときの心がまえを
ここで身につけていきましょう。

苦しみをその人だけの
せいにしない

家族や友人だからこそ、ストレス状態にある人を支えることができます。しかしそのためには、正しい知識が必要です。

ストレス状態の人は孤独をつのらせる

　ストレス状態にある人は、「ふつうではない状態」にあるといえます。なぜなら、「苦しみのプログラム」をはじめとした、さまざまなしくみが誤作動を起こしているからです。

〈ストレスはまわりの反応で悪化する〉

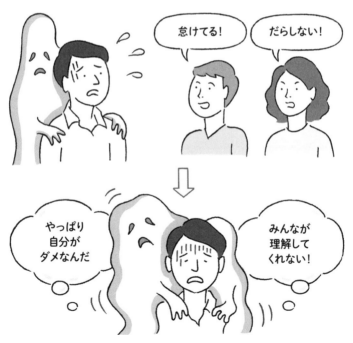

　そのため、仕事の作業効率が低下したり、感情や行動が乱れてしまったりすることがあります。田村さんはご自分を責めていますが、**一般的に、まわりの人たちは「本人が怠けている、逃げているだけ」と、感じていることが多いのです。**

　当の本人も、そんな周囲の視線をひしひしと感じ、「しっかりしなければいけない」と思っています。しかし、どうしてもうまく振る舞えないのです。

　そのため、**「みんなにわかってもらえない」と感じるようになり、孤独感を募らせていきます。**

　そこからさらに進むと、「自分はみんなのお荷物だ」と考えてしまい、ストレス状態がより深刻になってしまうのです。

手を差し伸べるための基本知識を身につける

　それは、ストレスが当事者だけでなく、
　まわりの人との関係によって
　悪化するということですか？

　そのとおりです。第3章でお話ししたように、現代人のストレスは人間関係から生まれます。そして、まわりの人たちの反応や対応で、悪化もしていきます。

　しかし、ストレス状態の人に救いの手を差し伸べることができるのも、家族や友人といったまわりの人たちなのです。

　周囲の人の対応が、当事者のストレスを募らせる方向に働くのか、それともストレスを癒すきっかけになるか。その違いは、「相手にとってどのような支援が助けになるのか」を知っているかどうかにかかっています。

　そこでこの章では、その基本となる知識を身につけていきましょう。

「様子を見る」は
何もしないのと同じこと

家族や友人がストレスで苦しんでいるとき、あなたならどうしますか？　つい「様子を見よう」として、ほったらかしにしていないでしょうか？

安易な「大丈夫だろう」はNG

「何だかいつもと様子が違うな……」

　そんなことを、あなたの家族や友人から感じたとします。そのきっかけは、「しんどい」「もうダメだ」「やめたい」という発言かもしれません。明るく楽しい人の、疲れて沈んだ表情かもしれません。または、遺書らしきものを見つけたときかもしれません。

　そこであなたは、はじめて心配になるはずです。しかし一方では、「大丈夫だろう」「様子を見よう」と考えてしまうのではないでしょうか。または、「苦しんでいるようだけど、死ぬわけじゃない」と思うこともあるでしょう。

そうですね。
私も「『死にたい』という人は、実際には
死なないはずだ」なんて思ってしまいます。

　多くの人が、そう思ってしまうかもしれませんね。しかし、こういった考え方は、少し安易すぎます。

根拠なく「ほったらかし」にしない

「様子が変だけど、大丈夫に違いない」と考えてしまう――

それはあなたの中で、「どうすればいいのかわからない」「自分が面倒を見るのは大変」などという、不安感や負担感が強い場合が多いのです。その不安を消して自分が安心したいため「大丈夫だろう」と思ってしまいます。

　今後ストレス環境が緩むだろうとか、本人の対応がうまくなってきたなど、客観的な分析の結果による「様子見」なら問題はありません。

　しかし、**何の根拠もなしに「様子を見よう」と考えてしまうのは、苦しんでいる人に対して何もしないのと同じだということを、覚えておきましょう。**

〈苦しむ人を見ると2つの考えが浮かぶ〉

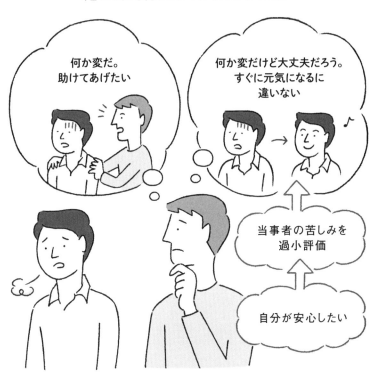

何か変だ。
助けてあげたい

何か変だけど大丈夫だろう。
すぐに元気になるに
違いない

当事者の苦しみを
過小評価

自分が安心したい

苦しさを打ち明けられても
問い詰めない

ストレスの原因は「わからない」のがふつうです。なのに、「何が原因なのか」と問い詰めることは、かえってストレス状態を悪化させてしまいます。

仮説を前提に話を聞いてしまう

まず、話を聞くときに気をつけたい注意事項をお伝えします。

家族や友人がストレスで苦しんでいると、ストレスの原因を知りたくなりますよね。人は、原因にさえ対処をすれば、ストレスを解決できると考えてしまうことが多いのです。

そのため、**相手から苦しさを打ち明けられても、その苦しさの原因に当たりをつけたうえで、問題解決の方法だけを考えながら話を聞いてしまいがちです。これでは相手が本当に訴えたかった「苦しみ」そのものを、まったく理解せずに終わってしまうのです。**

たとえば、「仕事がうまくいかなくて苦しい」と言われたら、「上司に問題がある」「仕事が多すぎる」などと仮説を立てて話を聞き、「仕事を減らしたら？」「上司にかけあってみたら？」などと、仮設に沿ってアドバイスをしたことはありませんか？

こういった対応は、熱が39度ある人に、次にカゼをひかないよう乾布摩擦をすべき、と詰め寄っているようなものです。理屈は正しくても、今できることではない。そういう態度で接されると、当人は「全くわかってくれない」と落ち込むのです。

アドバイスでは解決にならない

第3章でお話ししたとおり、ストレスはさまざまな要因の複

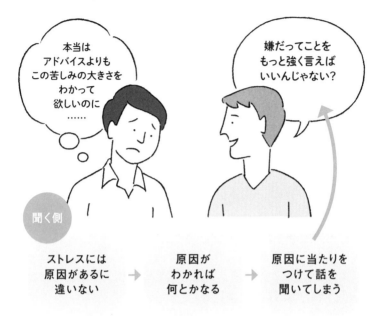

〈ストレス状態の人にアドバイスは不要〉

本当はアドバイスよりもこの苦しみの大きさをわかって欲しいのに……

嫌だってことをもっと強く言えばいいんじゃない？

聞く側

| ストレスには原因があるに違いない | → | 原因がわかれば何とかなる | → | 原因に当たりをつけて話を聞いてしまう |

合体によって引き起こされます。ですから、ひとつの原因への対処法を提示しても、解決にならないことが多いのです。

 でも、いくつかアドバイスをすれば、
解決につながるものが見つかるのでは
ないですか？

　たしかにそうかもしれませんが、あなたがアドバイスしたことは、すでに当の本人が思いついていたり、実行した可能性が高いのです。とにかく、**アドバイスの前に、今の苦しい状態をわかってほしい。アドバイスが多く、しつこくなればなるほど、自分を責められているようで、つらくなるのです。**

「どれほどつらいのか」を
客観的につかもう

ストレス症状の人の苦しみを理解するには、本人の苦しい世界を教えてもらい、体調などの変化に着目しましょう。体重の増減、不眠などの症状は出ていませんか？

「苦しみ」そのものの大きさと内容をきちんと理解する

では、ストレスを抱えている人を
支えるためには
何を把握すればいいのでしょうか？

　一つめのポイントは、「どうして苦しいのか」ではなく、「どれほど苦しいのか」を確認することです。

　具体的には、できたことができなくなっている苦しさ、どうしても悪く考えてしまう苦しさ、自分を責める苦しさ、やりたくても体が動かず気力も出ない苦しさ、楽しさや意義を感じられない苦しさ、体の苦痛（頭痛、腹痛、耳鳴り、めまい、関節痛など）、眠れない苦しさ、それらに対処してきたけどうまくいかない苦しさなどについて、本人の感じ方を教えてもらいます。

食欲と睡眠の変化が深刻化のサイン

　また、言葉で表現されない苦しさも把握する必要があります。あなたの観察だけでなく、まわりの人にも様子を訊き、当人の変化を客観的に確認するとよいでしょう。

　ストレスによる変化の中では、とくに食欲や睡眠に注目しましょう。この２つは人間の本能にもとづいた機能ですので、

どんな人でも変化をごまかすことができません。

　次の①〜③のような変化があれば、ストレス状態はかなり深刻になっている（第2段階）と思ってください。

①体重の増減が5キロ以上におよんでいる
②食事を抜いたり、量が減ったりしている
③寝つきが悪くなり、眠れても2〜3時間で起きてしまう

　③のように途中で起きてしまうと、そこからいろいろと考えてしまい、不安が増え、最悪の気分で明け方を迎えるというパターンが見受けられます。

　そのために**朝がつらく、朝食もとれないまま何とか出勤するものの、午前中は仕事になりません。しかし、夕方には元気が出始めて、冗談を言えるほどになったりします。**

　このような様子は、「朝にグダグダしているだけじゃないか」などと誤解を招くことがあります。しかし、これこそが典型的なストレス症状であり、うつ状態といえるものなのです。

〈ストレス状態の人を色々な面から見る〉

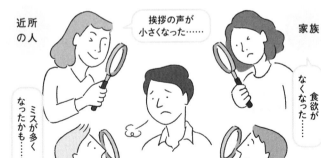

近所の人　挨拶の声が小さくなった……　家族

ミスが多くなったかも……　食欲がなくなった……

職場の人　誘っても断られるように……　友人

元気に見えても
「治った」と判断しない

相手の「苦しみ」に気づけたからといって、それだけですぐ回復してくれるわけではありません。ストレス状態からの回復にはかなりの時間がかかります。

相手の「苦しみ」を勝手に結論づけしない

　ここまでお話ししたことをもとに、悩んでいる人の現状を客観的に把握できたとしましょう。

　そこで、あなたの中で導き出されやすいのが、次のような「結論」ではないでしょうか。

「それなら眠れないのも無理はないな」
「今度気晴らしに誘おうか」
「これまでも乗り越えてきたんだから大丈夫」

　このように勝手に納得して終わりにするのは、やはりどこかに「問題＝悩み。問題が解決すれば悩みも解決」の考え方があるからです。問題構造より、ダメージ度に応じた対応をしなければならないのです。

　相手の苦しみを十分に受け止めたあとは、勝手な結論づけはせず、休養などの正しいストレスケアに導くようにする。そこまでが、家族や友人のできるサポートといえます。

断続的に現れる「よい時間と悪い時間」

　また、こちらが勝手に決めつける「結論」には、もうひとつあります。かなり苦しんでいる人でも、元気に見えるときが

あります。それだけを見て「大丈夫」と判断してしまうことです。

そうなんです。
なんだか元気に見えるときもあるんです。
あの状態はいったい何なのでしょうか？

　それは、**精神的な疲労を抱えていると、気分のよい時間と悪い時間が、波で現れる**ためです。気分のよい時間の様子だけを見れば、だれだって「もう大丈夫、乗り越えたな」と結論づけてしまうことでしょう。しかし、そのあと悪い波がきたとき、本人も周囲も余計にがっかりして、落ち込みが大きくなってしまう傾向があります。

　波には数時間の小波、数日の中波、1ヵ月程度の大波の3パターンがあります。しかも、波は外部刺激とは無関係にやってくるのです。

　それこそが、「ストレスの原因の追及」よりも、「苦しみへの対応」が大切な理由でもあるのです。

〈ストレス状態の人の「気分」は断続的に変化する〉

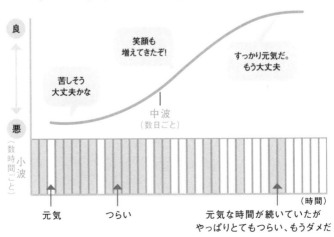

相手の話を聞くための正しい方法を教えてください

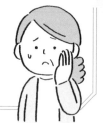

言葉ではなく態度で示す

　先生の話を聞いて、夫の苦しみがグッと強く感じられた気がした。

　夫は寝つきが悪くなっているし、朝も何だか元気がない。おそらく、夫はかなり大変な状況にあるのだ —— そう思い、私は焦るようにして先生に質問した。

先生、夫の苦しみをできればもっと
理解したいと思うんですが、
何かコツはあるんですか？

そうですね。まずはご主人の話を
ゆっくりと聞いてあげましょう。

それだけでいいんですか？
話を聞くだけで、本当に
夫の苦しみがわかるんですか？

わかるかどうかは、
じつはあまり重要ではないのです。
「わかろう」とする態度で聞くと、
ご主人は気持ちを吐き出せます。
そのことで少し楽になるのです。

　……そうか。私が理解することよりも、夫をストレスから回

復させることのほうが、大切なんだ。
　そのことを先生に伝えると、「そのとおりです」とにっこりと
笑った。

でも、夫はもともと無口で
普段からあまり話そうとしない人なんです……。
それでも話は聞けるのでしょうか？

大丈夫ですよ。大切なのは、
「私はあなたの話を聞きますよ」ということを
言葉だけでなく態度で示すことですから。
ですが、無理に聞き出そうとすると逆に
プレッシャーになりかねません。相手が話そう
としたら、ゆったり、ゆっくり聞けばいいのです。

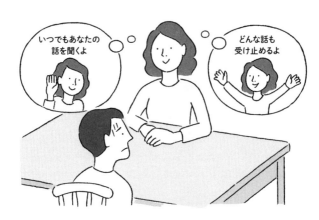

言葉だけでなく態度で示す……ですか。
つまり、それが夫の気持ちを楽にするんですね。

そのとおりです。
では、具体的な話の聞き方をお伝えしましょう。

相手の話を
じっくり聞こう

ひたすら話に耳を傾けること。それがストレス状態にある人へのサポートの第一歩です。話を遮らず、こちらからの発言は少なめにして聞くようにしましょう。

こちらからの発言は控えめに

ストレス状態の人に対して、あなたができること。それは、十分に時間をとって、相手の話をじっくり聞くことです。

でも、これまでも私は、夫の話を
聞いてきたとは思うのですが……。

そう感じている人も多いでしょうね。しかし、ここで振り返ってみてください。その「話を聞いた」ときは、本当に相手の話だけを聞いていましたか？　どちらかというと、「しっかりしなさいよ」「そんなこと言わないでよ」「あなたなら大丈夫よ」などと、あなたの気持ちを伝えることが中心になっていなかったでしょうか？

あなた自身に自覚がなくても、じつはそのような話の聞き方になっていることがとても多いのです。

相手に多く話してもらう

ストレス状態にある人から話を聞くときには、相手が話す時間を多めにすることです。そして、相手の苦しみの状態を尋ねることから、話を始めるといいでしょう。

「どういうときにつらいの?」といったように、相手が打ち明け

やすいように声をかけ、話をうながしてみてください。

　相手が黙りこくっても、矢継ぎ早に質問したりせず、待つようにします。

 でも、そんなふうに話を聞くだけで、相手は満足するのでしょうか？

　大丈夫です。**大切なのは、悩んでいる人といっしょの場にいて、相手の話したいことを拒まず、すべてを受け止める姿勢を示すことです。** それだけで十分なのです。

　次のページからは、話の聞き方をもう少しくわしく説明していきましょう。

〈話を聞いた「つもり」にならない〉

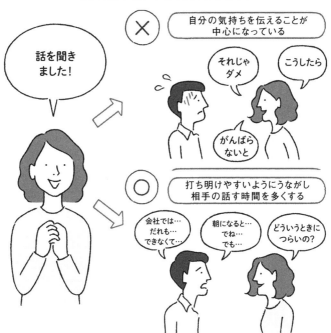

相手から話を聞く①
「苦しさ」の中身を教えてもらう

ストレス状態の人を問い詰めてはいけません。その人が「どんな苦しみを感じているか」を素直に話せるように、うながす言葉をかけましょう。

「苦しさ」を話せるように導く

「何が問題なの?」

「嫌なことがあるなら、はっきり言ってよ」

　そんな原因を突き詰めるような問いかけが、ストレス状態の人にはプレッシャーになります。「どうせ大した理由じゃないんでしょう?」と、相手に思われているのではないかと感じてしまうのです。また、その問いに答えたとしても、「そんな些細なことで悩んでいるの?」と笑われそうとも思ってしまうことでしょう。

　そこで、**話を聞くときには、「どんなふうにつらく苦しいのか」を聞くことに専念してください**。聞き取りの際の問いかけの言葉としては、次のようなものがふさわしいでしょう。

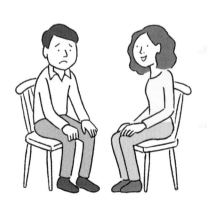

つらそうだけど、
自分では何が原因
だと感じてるの?

つらさが
ひどくなるのは
どんなとき?

　また、食欲や睡眠の状態についても具体的に尋ねてみてください。そのときに感じる苦しさを、ていねいに尋ねてもいいでしょう。

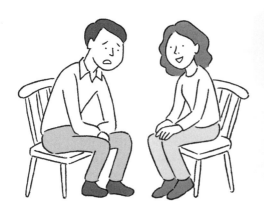

眠れている?
眠れないときは、
どんなことを
考えているの?

食欲はどう?
おいしく
食べられてる?

　相手が話しにくそうにしていたり、あわてているようであれば、無理をしないようにうながします。**さらに、話をまとめなくてもいいことも伝えましょう。**

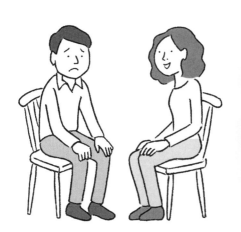

時間なんて気に
しなくていいよ。
ゆっくりで
いいから。

話をまとめ
なくてもいいよ。
思いつくままに
話してみてね。

相手から話を聞く②
大きくうなずき、相槌をうつ

相手の話に意見や反論を返す必要はありません。大きなうなずきと相槌で、しっかり聞いているということを伝えましょう。

アドバイスではなく、相槌を返す

　こちらからの質問に、相手から何らかの返答があると、つい自分の意見やアドバイスを返したくなるものですが、たとえ相手のためを思ってのことであっても、そういった対応は、ストレスで苦しんでいる人にふさわしいものではありません。

　相手がひと言でも返してきたら、あえてこちらの気持ちや考えは話さずに、大きくうなずきながら、うん、ええ、はい、そうか、そうなんだ、なるほどなどと短い相槌で返してください。それだけで「自分の気持ちを受け止めてくれた」と、相手は感じるものです。

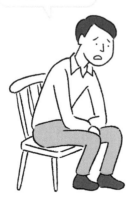

つらくて
食欲がない。

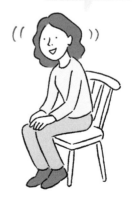

うん、うん
そうなんだね。

　会話は基本、相手が話すまで待っていてほしいのですが、どうも相手が話のきっかけをつかめなさそうなら、「食欲がないのはいつから?」「ひと口も食べたくない感じかな?」などと、苦しさをより深く話せるような短い質問をしていきましょう。ただ、くれぐれも矢継ぎ早な質問で、責めるような雰囲気を作らないでください。

長めの話は要約してくり返す

　相手が長めに話をしてきたときには、口を挟まず、うなずきと相槌で聞き、話が途切れたときや、一区切りついたときに、内容を要約してくり返します。

　このとき、**多少話が抜けていてもかまいません。「あなたの話を、私はしっかり聞こうとしているよ」と相手に伝えられればいいのです。** もし、内容が違う場合には、相手が「そうではなく、こうだ」と話を続けてくれるはずです。

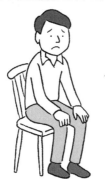

職場に行くと、胸がギュッとなるようにつらいんだ。仕事をしようとしても、頭がうまく回らなくて、まわりの人が自分を笑っているんじゃないかとさえ思えてくる。

うん、うん
そうなんだ

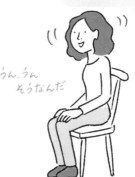

職場に行くと、胸がギュッとなるのね。そして仕事がうまくできなくて、みんなに笑われているように思うのね。

相手から話を聞く③
ゆったりと話を聞く

話を聞くときには、イライラや相手を責める気持ちをできるだけ持たないようにしたいものです。そのためには、ゆったりと構え、時間に余裕をもつ必要があります。

「イライラ」は相手に伝わってしまう

何度もお話ししていますが、ストレス状態にある人は「ふつうではない状態」にあります。そのため、話がまとまっていなかったり、同じことを何度もくり返したりして話すことがあります。

そんなときに、あなたがイライラしたり、「この話、いつまで続くのかな?」「また、同じ話をして……」などと思ってしまうと、たとえあなたが言葉にはしていなくても、あなたの雰囲気からそれが相手に伝わってしまいます。

すると、相手は「やっぱり理解してはもらえないんだ」と、またもや心を閉ざしてしまうことになりかねません。

そうなんですか。
ストレス状態にある人って、
人の気持ちに敏感なのでしょうか?

はい、とても敏感です。
「自分は人に攻撃されている」と常に感じているので、目の前にいる人の不快そうな様子やイライラする様子をすぐさま感じ取ります。

ですので、**あなたが相手を責めるような気分になっていれば、すぐに気づかれてしまいます。**

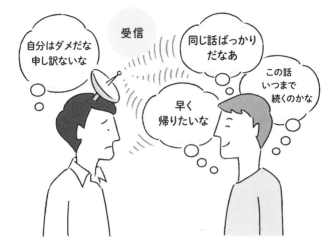

〈ストレス状態の人は「敏感」〉

受信

自分はダメだな
申し訳ないな

同じ話ばっかり
だなあ

この話
いつまで
続くのかな

早く
帰りたいな

「安全」な時間を相手に提供する

　相手の話をイライラせずにゆったりと聞くための大切なポイントは2つあります。

　ひとつは、**相手の話を3時間は聞くつもりでいることです**。おそらく実際に3時間も話すことはないと思いますが、前もって時間を多めに見積もることで、あなたの心に余裕が生まれてくるはずです。

　もうひとつは、**「この話を聞く時間は、自分のためではなく相手のためにある」**と思うことです。

　ストレス状態にある人に苦しみを打ち明けてもらうには、「今、この時間は安全だよ」というサインを送らねばなりません。そのためには、まずはあなたがゆったりとした気持ちになることを心がけ、相手にも落ち着いた気持ちで過ごしてもらうことが大切です。とくに、**話がうまく進まないときや、堂々巡りを始めたときには、「そうか〜」などと大きな相槌に合わせてひそかに深呼吸し、あなた自身を落ち着かせましょう。**

家族で
対処できないときは
どうしたらいいですか？

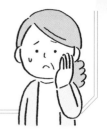

だれかに頼っていいんです

　夫の話を聞くこと。それが、私にできる最大のサポートなのか……。そう思うと、急に身が引き締まる。だって、夫のストレスが解消できるかどうかは、私にかかっているということだもの。

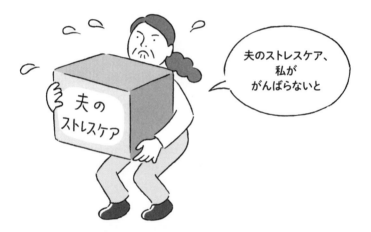

夫のストレスケア、
私が
がんばらないと

思わず背筋をのばした私に、先生はにっこりと笑った。

あまり緊張なさらずに、ゆったりした気持ちで
ご主人とお話ししてくださいね。
ストレス状態の人は、相手の緊張感などにも
敏感に反応しますから。

そうでしたね～。

スゥ、ハーと今教えてもらった「相槌深呼吸」で体を緩める。

でも、もし、私だけでは夫のストレスに対処できなかったら、どうしたらいいんだろう——その考えが湧いたとたん、またもや体が緊張してしまった。

……これではいけない。まずは先生にそのことを訊いてみないと。

先生、もし私が夫のストレスに
対処できなかった場合は、
どうしたらいいんでしょうか?

そんなときは、プロの手を借りましょう。
精神科への受診や、
カウンセリングを受けることを
勧めるようにしてみてください。

その言葉を聞いて、私は少し安心した。

きっと私ひとりでは、夫の大変な状況を抱えきれないと思っていたからだ。

その気持ちが顔に出てしまったのか、先生は「大丈夫ですよ」と声をかけてくれた。

つらいときは、他人を頼っていいんです。
あなたはこれまで十分
がんばってきていますから。

……そうですよね。
だれかに頼ったっていいんですよね。

そう言って、私はちょっとだけ涙ぐんでしまった。

あなた以外の人が 対処すべきときもある

身近な人がストレス状態になったら、あなたは支えになりたいと思うことでしょう。しかし、あなた以外の人が対処したほうがいい場合もあるのです。

苦しさを話せない人もいる

どんなにあなたが適切な対応をして、話を聞くスタンスをとっていたとしても、相手があまり話そうとしないこともあります。**じつは、親しいあなたにだからこそ、「弱みを見せたくない」と思い、話さないことがあるのです。**

また、自分の内面を口に出すことに慣れていないせいで、なかなか話せないという人もいます。内面を明らかにすることを「みっともない」と考えている人もいます。これらは、とくに男性に見られる傾向ですね。

わかります。夫もそういうタイプです。
もともと無口なので、
苦しさについても話すのが大変そうです。

そうでしたか。そういった人には、「何でもいいから打ち明けて」としつこく迫らないようにしてください。かえって苦しみを深くしてしまいますから。

困ったら人に頼ろう

相手がなかなか話をしてくれないときには、まずはあなたの「話を聞きたい」という焦りを落ち着かせましょう。相手は自

分のことで精いっぱいなのですから、あなたを落ち着かせることまで背負わせてはいけません。

　そして、**無理に聞き出そうとせず、当人の生活のペースを尊重しながら、いつもの雰囲気でそばにいて、当人が「話したい」と思えるのを待ってみてください。**

　また、**当人が仲よくしている人に話を聞いてもらうのも、ひとつの手です。話を聞くプロである、カウンセラーに頼るのもいいでしょう。**ただしその場合には、当人が自分で「カウンセラーに話したい」と思っていることが原則になります。無理強いは厳禁です。

〈「話せない」には理由がある〉

理由	理由	理由
親しい間柄だからこそ弱い部分は見せられない	自分の内面を話すことに慣れていない	内面を話すことをみっともないと思っている

ストレスについて話せない

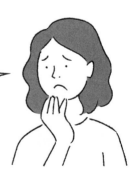

どうして話してくれないのだろう？私のことを嫌いだから話せないのかな？

医療を
活用しよう

精神科の受診に強い抵抗を示す人がいます。あなたの家族や友人がそうである場合には、まず精神科への偏見を取り除くことから始めましょう。

話を聞いてもらうだけの受診でもOK

160、161ページでもお話ししましたが、**ストレスを感じながらも、なかなか休めないでいる人は、早めに精神科を受診すべきだと私は考えています。**受診すれば、適切な治療を受けることができますし、診断書を出してもらうことで、周囲に苦

〈メリットを伝えて「精神科」への偏見をなくそう〉

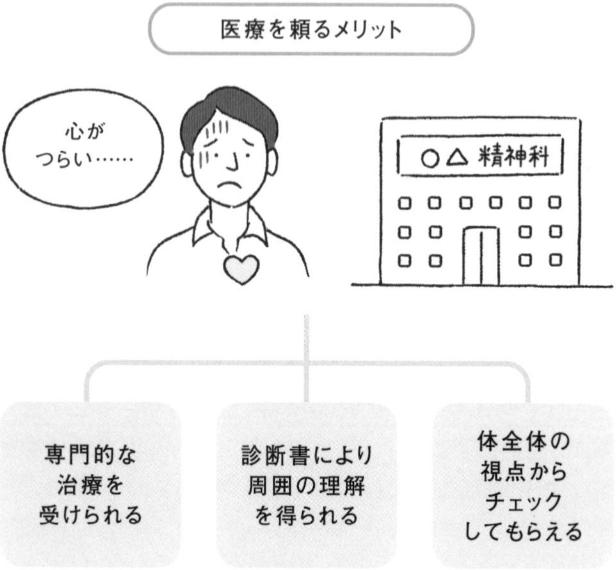

医療を頼るメリット

心が
つらい……

○△ 精神科

専門的な
治療を
受けられる

診断書により
周囲の理解
を得られる

体全体の
視点から
チェック
してもらえる

しさを理解してもらいやすくなります。

　さらに、ストレスの視点だけでなく、一度、体全体の視点からもチェックしておきたいからです。

　ストレスが原因、というのももしかしたら思い込みかもしれません。身体の病気やホルモンの影響で、ストレスと同様の症状が出ることもあるのです。

精神科への拒否感を緩めてあげよう

 それでも、精神科の受診には抵抗がある人が多いのではないでしょうか。たぶん、私の夫もそうだと思います。

　たしかに**精神科の受診には、恐怖に似た抵抗を感じる人が多いものです。**ストレスを抱えたあなたの家族や友人も、精神科の受診が必要であるにもかかわらず、拒否反応を示すかもしれません。

　そんなときは、精神科受診のとらえ方を変えてみることから始めてみてください。
「精神科は心（脳）の専門家。今あなたはストレスで、少し感じ方や考え方が偏っているが、大切な心と脳のことだから、専門家に見てもらったほうがいい。薬だって、専門家のほうがいいに決まっている」などと、説明してみてください。

　また精神科のスタッフは、ストレスを抱えた人の対応に慣れているので、患者を傷つけるようなことはしないと安心させてあげてください。**それでもダメなら、今度は、身体不調に注目し、内科や心療内科を勧めてみましょう。**

　あるいは家族が、医師やカウンセラーに対応方法を相談しながら支えていく手もあります。

精神科受診を
勧めるときのポイント

精神科の受診を勧めるには、精神科がストレスで弱った心身の回復をサポートしてくれる場所であることを、ていねいに説明する必要があります。

受診を勧める前に説明をしよう

　精神科の受診を勧めるときには、相手が抱いている精神科に対する偏見を取り除かなくてはなりません。「精神を病んでいる人が行く場所」「一度行ったら、一生通わなければならない」といった**ネガティブなイメージのある場所ではなく、「疲労による症状の回復をサポートしてくれる場所」であることを流れに沿って説明しましょう。**

　ただし、説明の前には、必ずきちんと相手の苦しさを聞くことを忘れないでください。

①ストレスでつらいのは、疲労がかなり溜まっている状態だから。

最近のあなたは、かなり疲れているよね。だって、よく眠れていないでしょう？

②それは、「ふつうの状態」のあなたではない。

今のあなたは、いつものあなたではない感じよ。

③疲労なのだから、十分に休めば本来のあなたに戻れる。

疲れが溜まるとだれだってそうなるんだって。とにかく休むとよくなるそうよ。

④今、悩んでいることは、元気になってから解決すればいい。

でも、仕事が……。

仕事より、あなた自身のことが大切よ。

⑤疲労の多くは精神的な疲労であり、その回復にはコツがある。

精神的な疲れは、専門家に頼ったほうがいいみたいよ。

⑥そのコツを知っている精神科医の力を借りれば、
　安全にすばやく苦しみから抜け出せる。

大切な心だから、きちんとケアしてもらったほうがいいよ。

　また、精神科の受診について、**強い拒否感がある方に、無理に精神科を勧めると、本人のストレスが増してしまいます**。心療内科、内科などにつなげてもいいですし、市販の睡眠改善薬などから試してもいいのです。

「身近な人のストレスに対処しよう」
の **まとめ**

☐ ストレス状態にある人に話を聞くときは、ストレスの原因を問い詰めないようにする。

☐ ストレス状態にある人には、「どのように苦しいか」を教えてもらうようにする。

☐ 話を聞くときには、意見や反論を返したりせず、大きいうなずきと相槌を入れて、ときに要約して返すことが大切。

☐ 家族で対処が難しいときには、精神科の受診を勧める。

☐ 精神科の受診を勧めるときは
相手が抱いている拒否感を緩めてあげる。

ストレス状態にある人の話を聞く大切さは
もちろんですが、相手の「苦しみ」を受け止める
姿勢の重要性もよくわかりました。

それはよかったです。
とにかく焦りは禁物です。
あなたの大切な人を、ゆったりとした気持ちで
支えてあげてくださいね。

7

ストレスに惑わされない生き方

発展とともにストレスを抱えやすくなってきた現代では、
時代に合わせたストレスへの対応が必要になります。
ここでは、絶えず変化する今の時代を、
上手に生きるための方法をお伝えします。

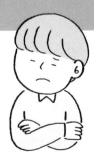

相談者

山田アキラ（25歳）
自分なりのストレス対処が上手になってきたアキラ。しかしながら、まだイライラしてしまうことは多く、ストレスを溜めずに生きたいなあと思い始めている。

ストレスを溜めずに
生きる方法って
ありますか？

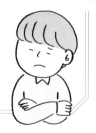

　下園先生のカウンセリングを受けてから、僕は積極的に休養（充電）をとるようになった。

　僕が「休ませてください」というたびに、嫌な顔をしていた上司も、休むほうが僕の仕事の能率が上がっているのに気づいたらしく、だんだんと理解を示してくれるようになった。

　それでも、取引先とのやり取りでイライラすることは多いし、「ストレスが溜まったな」と感じることもある。

　こういう気持ちって、ゼロまでとはいかなくても、減らすことはできないのだろうか？　そのことを確かめたくって、僕は再び先生のカウンセリングを受けることにした。

先生、ストレスって
ゼロにはならないんですよね？
でも、日常生活でなるべくストレスを感じずに済む
方法はないのでしょうか？

そうですね。現代人のストレスは
人間関係から生まれますから、
人についての思い込みを緩めることが
大切だと思いますよ。

ん？
人についての思い込み……って？

たとえば、ついつい
「ほかの人も自分と同じように考えるだろう」
ということを前提として、行動していませんか?

　……たしかに、あるなぁ。
　だって、取引先に対して「僕がこれだけがんばったんだから、相手もそれを認めてくれるはずだ」なんて、期待しちゃうことがあるしなぁ……。

そもそも、価値観は人それぞれ。
しかも多様化が加速する時代です。
柔軟性をもって生きることが大切ですよ。

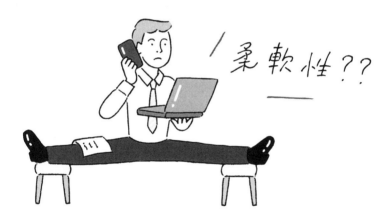

柔軟性??

柔軟性かぁ。どうすれば身につきますか?

人にはいろんな欲求、感じ方が
あることを知ることですね。
まず、自分について考えてみましょう。

意識的に「幸せ」を感じよう

「不快感情」によるストレスを減らすためにも、「快感情」を意識的に抱くようにしましょう。コツは、日常の「小さな幸せ」に気づくことです。

「快感情」はなかなか生まれない

ストレスとうまく付き合うための生き方をお話しする前に、ちょっとだけ復習をしましょう。

私たちが抱く「感情」には2種類あります。「楽しい」「うれしい」などの心地よさのある「快感情」と、「怖い」「不安」といった嫌な気持ちになる「不快感情」です。

この2種類の感情は、私たちの行動の基準になるものです。**目の前にあるものを「よいものだ」と思えば、快感情を生み出して近づいていく。反対に「危険なものだ」と思えば、不快感情を起こして遠ざかるようにします。**

この2種類のうち、より命にかかわるのは不快感情のほう

〈快感情は生まれにくく消えやすい〉

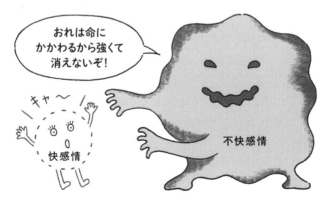

おれは命に
かかわるから強くて
消えないぞ！

キャ〜

快感情

不快感情

です。危険だと判断したものから逃げなければ、死ぬことも ありますからね。そのため、**私たちの中では、不快感情が快 感情よりも優先されるようになっています。**

つまり、私たちは「自分は冷静に判断している」と思って いても、それはただの思い込み。じつはかなり偏った視点で 世の中を見ているのです。

「不快感情は快感情より優先される」というのは、言い換え ると「快感情は生まれにくく、持続しにくい」ということでもあ ります。

身のまわりの「幸せ」を意識する

不快感情が優先されるのは、私たちの命を守るための大 切なしくみといえます。しかし、不快感情ばかりを生み出し 続けるのは、命の危険のアラームが鳴り続けているのと変わ りません。つまり、「つらい」「苦しい」と思い続けていると、 常に精神がピリピリし、ストレスが溜まってしまうのです。

そこで、**ストレス状態に陥るのを防ぐには、「生まれにくく、 持続しにくい」快刺激を、意識して取り入れる必要があります。**

 それって、特別なことをしなくては いけないんですか?

いえ、やり方はとても簡単です。**日常の中にある、小さな 幸せに気づくようにするだけです。**「目玉焼きがうまく焼けた」 とか「通勤途中にかわいい猫に会った」といった何気ないこ とに、「ラッキー」「いいことが起こった」と感じれば感じるほ ど、快刺激は増えていきます。感謝も快につながります。

ちなみに、56、57ページで紹介した「いいとこ探し30」も、 快刺激を増やす方法です。ぜひ活用してみてください。

「感謝」の練習をしよう

感謝できるという幸せな環境にいるということを改めて認識することで、自分も安心できるし、周囲も穏やかになります。

自分のために感謝しよう

「情けは人のためならず」。この有名なことわざは、「だれかに情けをかければ、まわりまわって自分に返ってくる」という意味です。つまり、「自分のためだと思って、人に情けをかけろ」と伝えているのですね。

　私は、「感謝」の気持ちも、情け同様に人のためではなく、みなさん自身のためにあると思っています。ですので、どんな小さなことであっても、相手に感謝の気持ちを伝えるようにしましょう。

 でも、感謝って相手へのお礼みたいなものじゃないですか。どうしてそれが、自分のためになるんですか？

　感謝をするということは、相手へのお礼の意味だけではなく、自分を取り巻く環境が、危険なものではない、自分にとって有利なものだと、自分自身に伝える効果があるのです。つまり、快感情を引き出す効果があるということです。
　とかく不快感情を抱きやすい私たち現代人は、どんな相手にも「自分に不利益をもたらすのではないか」と思ってしまい、緊張することが多いですからね。

「感謝は思えば三倍、言えば三乗」

どんな些細なことであっても、相手が自分に何かをしてくれた行為には、こちらを思う気持ちが含まれています。その相手の気持ちを汲み取るのが、「感謝」です。

私は、「感謝は思えば三倍、言えば三乗」とお伝えしています。**感謝の気持ちは、胸の内にとどめずに口にすることで、パワーが三乗になります。**「ありがとう」や「あなたのおかげだね」といった言葉で、多くの人との関係がよりよいものになるはずです。

〈「感謝」にはよいパワーがある〉

感謝の気持ち

言われた場合	言った場合
「危険な状態ではない」ということが感じられる	自分だけでなく、相手も幸せにできる

快感情を引出す

ありがとう

相手を思う気持ち

ありがとう

食事・睡眠・運動を
大切にしよう

あなたがペットだとしたら、食事・睡眠・運動のない生活に耐えられるでしょうか？　この３つをないがしろにしているのが、私たち現代人なのです。

自分が「生物」だと自覚しよう

人間は「生物」です。知能が高くて言葉を話すなど、ほかの生き物と一線を画してはいますが、身体の機能は「栄養を取り込んで動き、眠り、繁殖する」という生物そのものです。ですから、栄養摂取や睡眠、運動といった、生物が生きるための活動が必要になります。

ここまでお話ししたことについて、「何を当たり前のことを」と思った人がいるかもしれません。しかし、この当たり前を無視して生きている人がじつに多いのです。

食事や睡眠をとらずに仕事をしたり、１日中デスクに向かって体を動かさなかったり……。それがかっこいいとさえ思っている。

どうです、心当たりありませんか？

うっ、たしかに……。
僕もそんな生活をするときがあります……。

そうでしたか。しかし、「食べられない、眠れない、動けない」という生活を続けていると、生きるためのエネルギーが得られなくなるため、ストレスが生じやすくなります。

つまり、**人間がストレスを溜めずに生きるには、睡眠・食事・運動の３つを意識的に生活に組み込むことが大切なのです。**

運動はとくに意識して取り組もう

睡眠・食事・運動。この3つの中でも、とくに現代人が意識して実行しなければならないのが運動です。なぜなら、運動は私たち人間の根本にある「楽をしたい」という気持ちに反するため、ついなおざりになりがちだからです。

私たちが原始人だったころ、ほんの少しの食料だけで、狩りや水くみなどの重労働を行っていました。その日にエネルギー摂取ができなければ、生死に直面する可能性もあったわけです。そこで、貴重なエネルギーの浪費を避けるため、原始人の脳は本当に必要なこと以外には力を出さないようになりました。つまり、苦労を避け、楽を選ぶ傾向です。

このしくみは、私たち現代人にも存在します。84、85ページでお話しした、エネルギーの残量を計測するしくみのことです。このしくみによって、私たちは楽ができないことに対してストレスを感じるようになっています。だから運動のような「つらいこと」には、やる気が起きないのです。

そのため、**運動をする場合はつらさを感じるものは避け、自主的に「やりたい」「楽しそう」と思えるものを行うようにします。さらには、ウォーキングなどの、手軽に行えて体に負担がかからないものがおすすめです。**

〈「楽をしたい」はエネルギー維持の働き〉

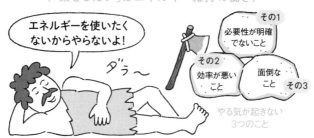

エネルギーを使いたくないからやらないよ！

ダラ〜

その1 必要性が明確でないこと

その2 効率が悪いこと

面倒なこと その3

やる気が起きない3つのこと

人それぞれの
「価値観」を尊重しよう

価値観は人によって異なります。自分の価値観を大切にすれば、ほかの人の価値観も自然と尊重できるようになるのです。

「どんな価値観も大切」と考える

ここまで何度かお話ししているとおり、「自分以外の人」の気持ちや考えを変えることはできません。たしかに人は経験や学習を通じて変化しますが、「他人を自分の思うように変える」ことはできないと思ったほうが現実的です。他者を変えることにこだわると、エネルギーを無駄に使い、ストレスが大きくなります。

 そうはいっても、自分とは違う気持ちや考えにイラッとすることはあると思うんですが……。

そんなときには、このように考えてください。
「人はひとりひとり価値観が違うのが当たり前」 と——。

人は、多様性で生き延びてきたのです。みなが同じ感じ方、考え方なら、変化に対して全員が同じ行動をとるため、一歩間違えると全滅しかねません。
どんな状態でも人類が生き残れるように、いろんな感性・能力をもった人がいるのです。
大切なのは、「私はこう考える、あなたはこう考える。それはどちらも大切」と考え、お互いにもつ価値観を尊重すること です。

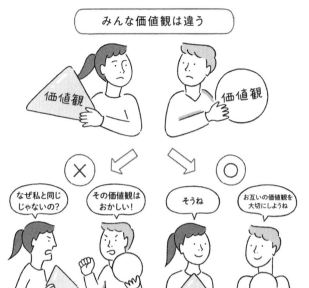

〈価値観を認め合おう!〉

みんな価値観は違う

「みんな同じ」はあり得ない

　人それぞれの価値観を認め合うときには、まずは自分の価値観を尊重してください。

「みんなで同じがいい」という気持ちの強い日本では、自分の価値観がまわりと違うと、「自分は間違っているのでは?」と考えて、自分の価値観を疑ったり、変えようとしたりする人が少なくありません。

　しかし、価値観は人それぞれで違うのが当たり前なのですから、「みんな同じ」であるほうがおかしいのです。

　たとえ自分の考えがまわりと違っても、それを当たり前と思うこと。それがお互いの価値観を尊重するための第一歩であり、基本の考え方なのです。

「期待」のハードルを下げよう

自分だけでなく他人にも、そして出来事にも、過剰な「期待」をもってはいけません。
どんな結果になっても、「よかった」と受け止められるコツを身につけましょう。

自分と他人の違いを意識する

みなさんは「自分」と「自分以外の人」の境目を、はっきり意識できているでしょうか。

 えっ？　僕は僕で、他人は他人ですよね？
それが境目ってことじゃないんですか？

たしかに、そのように区別できますね。しかし、自分と他人が同じ価値観をもっていると考えてしまうと、「自分＝自分以外の人」と、まるで同一人物であるかのように思ってしまうことがあります。その代表的な考え方が、次の2つです。

「自分が○○だから、相手も○○なはず」
「相手が○○だから、自分も○○なはず」

前者は、相手への過剰な期待であり、後者は自分に対する過剰な期待です。自分と相手はまったく別人なのですから、できる・できない、やる・やらないは人によって違います。

それなのに**相手に過剰な期待をもってしまうと、ちょっと意見が異なるだけで、「相手がおかしい」「相手が自分をないがしろにしている」と考えるようになります。**これがいらだちや不快感情を生み、ストレスを生じさせてしまうのです。

「期待しないふり」は抑圧に過ぎない

「自分が〇〇だから、相手も〇〇なはず」という期待が叶えられないと、「もう期待しない」といった極端な考え方になってしまうこともあります。

そんな「期待しない」は一見、冷静な受け入れのように見えますが、じつは期待の抑圧に過ぎません。「〇〇であってほしいけど、そうは願っていないふりをする」だけですから。

そして、抑圧された気持ちは後々になって大きく膨らみ、「本当は期待してたのに！」と怒りに変わることもあります。

 じゃあ、期待すればいいんですか？
それとも期待しないほうがいいんですか？
わからなくなってきたな……。

「期待する」「期待しない」の二択ではなく、「ほどよく期待する」ということが大切なのです。これを適正期待と呼んでいます。**自分に対しても他人に対しても、期待のハードルをある程度低く設定しておけば、大概の結果は、「よかった」と思えるはずです。**それがストレスを溜めない生き方であり、人間関係の築き方であると心得ましょう。

〈期待のハードルは「できるところ」に設定を〉

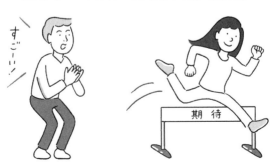

247

自分なりの「物語」を見つけよう

つらい出来事を乗り越えるには、あなたの経験を受け入れやすいものに変えて、「物語」を紡ぎだすことが大切です。

困難を乗り越える「物語」の力

　なかなか受け入れられない困難や苦しみがあったら、いろんな視点で振り返りながら、眺めてみましょう。すると、**これまでのつらかった道のりが、まるで違う意味をもつように感じられ、心がフッと落ち着いたり、「この生き方でよかったのだ」と思えることがあります。これが「新たな物語」です。**

　たとえば、仕事で失敗したときに、「失敗した自分はダメだ」と考えているだけでは、その現実をなかなか受け入れられません。しかしそこで、**失敗を物語の起承転結の「起」と見なし、「あの失敗が自分に何をもたらしたのか？」と、その後のことを「物語の続き」として考えてみるのです。**

　すると、その失敗は、「世の中がすべて自分の思いどおりにはいかないと教えてくれる」という物語の中の「承」や「転」だったことが見えてきます。そして、「それなら、このような段取りで仕事をすればうまくいくはず」という「結」が考えられるようになります。こうして一連の物語を紡ぎ直すことで、未来へ進む力が生まれてきます。

意識してなかったですけど、僕も
自分の経験を物語にしていますね。
「あのつらさがあったから、成長できた」とか。

　人はだれでも、無意識のうちに自分の物語を作るものです。

　しかし、ストレス状態になると、これまでの物語を見失ったり、新たな物語が紡げなくなってしまうことがあります。

　私たちは、**物語によって生きる意味や自信を感じているので、物語を失うと、生きることさえ否定してしまうようになります。**

〈「物語」は人生を受け入れるプロセス〉

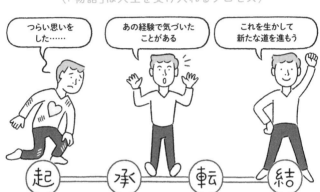

つらい思いをした……

あの経験で気づいたことがある

これを生かして新たな道を進もう

起　承　転　結

あなたの物語を探そう

　もしも今、あなたが悩み、これまでの物語が見えなくなっているようであれば、自分の新しい物語を探さなければなりません。

　物語のヒントは、人や体験との出会いだけでなく、小説やマンガ、映画、ドラマなど、さまざまなところに転がっています。

　さらに、家族や友人など、だれかと相談しながら振り返ると、新しい物語が見つかりやすくなります。

　世の中は変えられない、他人も変えられない、自分の能力や性格、生まれも変えられない。でも、物語は自分の力で変えられるのです。

「あきらめの早さ」と
「飽きっぽさ」を活かそう

これまで日本では、粘り強さやがまん強さが尊重されてきました。しかしこれからの時代は、飽きっぽさを活かした生き方が大切になります。

「三日坊主」は悪くない

「三日坊主」は、飽きっぽさを表す言葉ですね。あまりよい意味で使われないことが多いですが、私はとてもよい特質だと思っています。なぜなら、**これからの時代は、あきらめの早さが有利に働くようになると思っているからです。**

えーっ！　そうなんですか？
僕は小さいころ、親からよく「三日坊主はダメ」と言われてきましたけど……。

これまでであれば、そうだったでしょう。ところが、今後は少し違う展開になりそうです。

ためしに、30年前と現在の就業について比較してみましょう。30年前の日本では、職業の種類も限られており、年功序列や終身雇用が当たり前でした。そのため、一度就職したら、どんなにつらくても同じ会社に勤務し続けることにメリットがあったのです。

しかし今は、職業の種類も一気に増え、年功序列や終身雇用を採用する企業も少なくなっています。

そうなると、**つらい職場で耐えて勤務し続けることにメリットは少なく、早めにリターンの多い仕事や職場に切り替えることが大切になります。**

「飽きっぽさ」で変化に対応する

　私たちは今、「VUCAの時代」を生きています。「VUCA」は、Volatility（変動性）、Uncertainty（不確実性）、Complexity（複雑性）、Ambiguity（曖昧性）の頭文字をとったもので、社会において未来の予測が難しくなっていることを表す言葉です。

　予測できないということは、変化がめまぐるしいということです。そんな時代を生きていくうえで、古い考え方に固執することは、決して得策とはいえません。予測できない事態を受け入れ、早めに決断して見切りをつけ、臨機応変に行動することが大切となってきます。そして、変化を「大変なこと」「面倒なこと」とは思わずに、成長のプロセスとして受け止め、学び続けることが求められてきます。

　そのためには、**「いいな」と思ったものにはすばやく飛びつき、やってみて、ダメだと思ったらサッと手放し、またほかの「いいな」と思うものにチャレンジする。**そんな新しい「三日坊主」の精神が必要になるでしょう。

〈「三日坊主」は試行錯誤による成長のプロセス〉

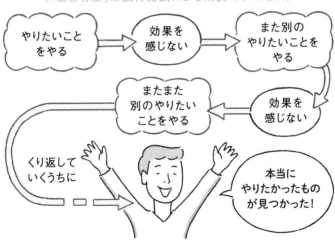

やりたいことをやる → 効果を感じない → また別のやりたいことをやる

またまた別のやりたいことをやる ← 効果を感じない

くり返していくうちに

本当にやりたかったものが見つかった！

「ストレスに惑わされない生き方」 の まとめ

- ☐ 日常での小さな「幸せ」を大切にしよう。

- ☐ 食事・睡眠・運動を大切にして生活しよう。

- ☐ 人それぞれの「価値観」を尊重しよう。

- ☐ 「感謝は思えば三倍、言えば三乗」。些細なことにでも感謝をしよう。

- ☐ どんなつらい経験でも、よい「物語」が作れれば、受け入れやすくなる。

- ☐ 時代に合わせて、臨機応変に対応できる柔軟性を身につけよう。

> ストレスを溜めずに、これからの時代を
> 生きるためには、私たちに根強く残る
> 固定観念から自由になりたいですね。

> そうですね。コロナウイルスの流行で、
> これまでどおりとはいかないことがわかりました。

そう、これまでどおりとはいかない……。
しかし、このコロナ以降の時代を「ピンチ」
ではなく、「チャンス」と考えませんか。

えっ?
この世の中が「チャンス」なんですか?

はい、チャンスです。
たとえば、これまで人間関係で
ストレスを抱えてきた人たちにとって、
リモートワークやweb会議の選択肢が増えたことは、
精神的な疲労を減らせる、
とてもいいきっかけになったはずです。

そっか、考え方によっては、ものすごい
チャンスが巡ってきているってことですね!

そうなんです。
時代の変化に合わせて、
ライフスタイルや考え方を見直し、
変化させていくようにしたいですね。

……変わらないといけないですね、僕も。

ええ。ぜひ、新しい生き方を考えてみましょう。
今はどんな人でも、自由自在に
変化できる時代なのですから。

おわりに

　ストレスで苦しみを募らせてしまう方は、みなさん心やさしい人たちばかりです。

　まじめで、一生懸命生きようとしている人たちばかりです。

　そんな人たちに、「もう苦しまなくてもいいんだよ」とお伝えしたくて、本書を執筆しました。

　あなたのやさしさやまじめさ、一生懸命さは、おそらくこれまでは仕事や家事、人付き合いなどに向けられていたことでしょう。それによるメリットもあったはずです。

　でも、それと同様に、ストレスのきっかけになることも少なからずあったのではないでしょうか。

　だから……、これからは、あなたのそのすばらしい気質を、自分自身に向けるようにしてください。

　そのやさしさを、自分の失敗や不甲斐なさに向ければ、
「仕方ないな」
「またがんばればいい」
と許すことができます。まじめさや一生懸命さを休養することに向ければ、疲労を溜め込むこともありません。

　このように、これまでのやり方や考え方を少しだけ変化させること。それが、ストレスを必要以上に生み出さないためのコツです。

社会は日々、目まぐるしく変化しています。そんな「変化」の時代の今こそ、絶好のチャンスです。

　変化のイメージは、「液体」。

　液体は固体と違い、自由に形を変えられます。どんな型にも入り込むことができます。しかも、どんなに型や形が変わっても、液体の質が変わることはありません。

　社会や価値観といった「型」が変わるときには、旧来の自分への「しがみつき」は不要です。液体のようなしなやかさで、時代に合った価値観で生きてみましょう。

　そうすれば、必要以上にストレスを溜めることはありません。あなたは、あなたのままでいられるのです。

　これまでの社会の中で苦しみ、ストレスに悩んできたあなただからこそ、これからの時代を楽しく、前向きに生きることができるはずです。

下園壮太

下園壮太 (しもぞの・そうた)

心理カウンセラー。メンタルレスキュー協会理事長。1959年、鹿児島県生まれ。防衛大学校卒業後、陸上自衛隊入隊。陸上自衛隊初の心理教官として多くのカウンセリングを経験。その後、自衛隊の衛生隊員などにメンタルヘルス、コンバットストレス（惨事ストレス）対策を教育。「自殺・事故のアフターケアチーム」のメンバーとして約300件以上の自殺や事故にかかわる。2015年8月定年退官。現在はメンタルレスキュー協会でクライシスカウンセリングを広めつつ講演などを実施。『心の疲れをとる技術』（朝日新書）、『自衛隊メンタル教官が教える心をリセットする技術』（青春出版社）など著書多数。

デザイン	三森健太（JUNGLE）
DTP	高橋明香（おかっぱ製作所）
イラスト	なかきはらあきこ、日江井香
編集協力	引田光江、齋藤那菜（グループONES）
執筆協力	三浦由子
校正協力	株式会社聚珍社

元自衛隊メンタル教官が教える
心を守るストレスケア

著 者	下園壮太
発行者	池田士文
印刷所	株式会社光邦
製本所	株式会社光邦
発行所	株式会社池田書店
	〒162-0851
	東京都新宿区弁天町43番地
	電話 03-3267-6821（代）

落丁・乱丁はお取り替えいたします。
©Shimozono Souta 2021, Printed in Japan
ISBN978-4-262-12369-1

［本書内容に関するお問い合わせ］
書名、該当ページを明記の上、郵送、FAX、または当社ホームページお問い合わせフォームからお送りください。なお回答にはお時間がかかる場合がございます。電話によるお問い合わせはお受けしておりません。また本書内容以外のご質問などにもお答えできませんので、あらかじめご了承ください。
FAX：03-3235-6672
お問い合わせフォーム：当社ホームページから
（https://www.ikedashoten.co.jp/）

24010011